Psychopharmaka in Klinik und Praxis

3/97

Psychopharmaka in Klinik und Praxis

Kurt Heinrich · Eckhard Klieser

13 Abbildungen, 14 Tabellen
3., neubearbeitete Auflage

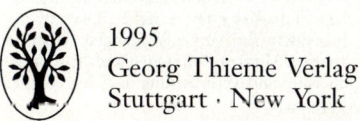

1995
Georg Thieme Verlag
Stuttgart · New York

Prof. Dr. med. K. Heinrich
Em. Direktor der Psychiatrischen Klinik
der Heinrich-Heine-Universität Düsseldorf
Bergische Landstraße 2
40629 Düsseldorf

Priv.-Doz. Dr. med. E. Klieser
Rheinische Landes- und Hochschulklinik
Psychiatrische Klinik der Universität
Postfach
40605 Düsseldorf

Die Deutsche Bibliothek –
CIP-Einheitsaufnahme

Heinrich, Kurt, Klieser, Eckhard:
Psychopharmaka in Klinik und Praxis /
Kurt Heinrich, Eckhard Klieser –
3., neubearb. Aufl. –
Stuttgart ; New York : Thieme, 1995

© 1976, 1995 Georg Thieme Verlag
Rüdigerstraße 14
70469 Stuttgart
Printed in Germany

Satz: Dr. Ulrich Mihr GmbH, Tübingen
  System: VP 4.1.1
Druck: Druckhaus Götz, Ludwigsburg

ISBN 3-13-539703-3   1 2 3 4 5 6

Wichtiger Hinweis: Wie jede Wissenschaft ist die Medizin ständigen Entwicklungen unterworfen. Forschung und klinische Erfahrung erweitern unsere Erkenntnisse, insbesondere was Behandlung und medikamentöse Therapie anbelangt. Soweit in diesem Werk eine Dosierung oder eine Applikation erwähnt wird, darf der Leser darauf vertrauen, daß Autoren, Herausgeber und Verlag große Sorgfalt darauf verwandt haben, daß diese Angabe dem *Wissensstand bei Fertigstellung des Werkes* entspricht.

Für Angaben über Dosierungsanweisungen und Applikationsformen kann vom Verlag jedoch keine Gewähr übernommen werden. Jeder Benutzer ist angehalten, durch sorgfältige Prüfung der Beipackzettel der verwendeten Präparate und gegebenenfalls nach Konsultation eines Spezialisten festzustellen, ob die dort gegebene Empfehlung für Dosierungen oder die Beachtung von Kontraindikationen gegenüber der Angabe in diesem Buch abweicht. Eine solche Prüfung ist besonders wichtig bei selten verwendeten Präparaten oder solchen, die neu auf den Markt gebracht worden sind. Jede Dosierung oder Applikation erfolgt auf eigene Gefahr des Benutzers. Autoren und Verlag appellieren an jeden Benutzer, ihm etwa auffallende Ungenauigkeiten dem Verlag mitzuteilen.

Vorwort zur dritten Auflage

Seit der Auslieferung der zweiten Auflage haben Biochemie, Pharmakologie und Klinik der Psychopharmaka erhebliche Fortschritte gemacht. Der Umfang unseres Wissens konnte vergrößert werden. Auch in den vergangenen Jahren haben sich die therapeutisch angewandten psychotropen Substanzen als unentbehrlich erwiesen. Ein Verzicht auf Neuroleptika, Thymoleptika und Ataraktika ist weder in der Psychiatrie noch in anderen Disziplinen der Medizin möglich, er würde zu Lasten der Patienten gehen, die unbedingt auf die Therapie mit diesen Präparaten angewiesen sind. Die Entwicklung hin zu kleineren psychiatrischen Kliniken hat sich dank des erfolgreichen Einsatzes der Psychopharmaka in Verbindung mit psychotherapeutischen und soziotherapeutischen Behandlungsweisen fortgesetzt. Der ambulante Therapiesektor konnte weiter ausgebaut werden. Dies ist erfreulich, wenn auch festzustellen bleibt, daß durch weitere Intensivierung der psychopharmakologischen Forschung dazu beigetragen werden muß, die Häufigkeit erfolgloser oder unbefriedigender pharmakopsychiatrischer Behandlungen zu verringern. Das gleiche gilt für die Manifestationsrate und Intensität unerwünschter Begleitwirkungen. Es besteht die dringende Notwendigkeit, die Therapie mit Psychopharmaka noch erfolgreicher und noch sicherer zu machen.

Die dominierende Berücksichtigung von psychopathologischen Syndromen, wie sie in Klinik und Praxis anzutreffen sind, hat sich als Gliederungsprinzip der Beschreibung der großen Psychopharmaka-Gruppen bewährt, sie ist deshalb auch in der dritten Auflage beibehalten worden. Die Klassifikationssysteme DSM III R und ICD-10 sind noch immer für die Forschung wichtiger als für die Psychopharmakotherapie in Praxis und Klinik, so daß sie nicht zur Grundlage der Indikationsstellung gemacht werden. Leitgedanke aller Darlegungen ist die unmittelbare Umsetzbarkeit aller mitgeteilten Daten in eine rationale und personale Therapie. Dies setzt Beschränkung auf das praktisch Wichtige und Notwendige voraus. Die Umfangsvergrößerung konnte so in engen Grenzen gehalten werden.

Düsseldorf, im Herbst 1994   K. Heinrich
                                                                 E. Klieser

Vorwort zur ersten Auflage

Psychopharmakologie und Pharmakopsychiatrie haben sich zu eigenständigen medizinischen Subdisziplinen entwickelt. Die Fülle der von ihnen erarbeiteten Daten ist so groß, daß besondere Anstrengungen notwendig sind, sowohl dem lernenden Studenten wie dem praktizierenden Arzt eine konzentrierte Übersicht zu vermitteln. Sie soll nicht nur die systematische Ordnung von Substanzgruppen und Einzelpharmaka nach Gesichtspunkten der chemischen Konstitution, der Pharmakologie und der klinischen Wirksamkeit ermöglichen, sondern vor allem die therapeutische Praxis begründen. Das Buch ist als Leitfaden der pharmakopsychiatrischen Behandlung konzipiert, es wird deshalb von Krankheitsformen und Zielsymptomen der medikamentösen Therapie ausgegangen. Der Therapeut soll sich rasch über Behandlungsindikationen, Präparateauswahl, Dosierungen, therapeutische Effekte und Begleitwirkungen orientieren können. Die Abbildung der therapeutischen Realität soll schließlich dazu beitragen, die in den letzten Jahren zum Teil ideologisierte Diskussion um die Psychopharmaka auf die Basis der Empirie zu stellen, auf der ihre Nützlichkeit und Unentbehrlichkeit ebenso sichtbar werden wie ihre zu Vorsicht und Zurückhaltung veranlassenden Aspekte.

Düsseldorf, im Juli 1976   K. Heinrich

Inhaltsverzeichnis

Einleitung

Die Einführung des Chlorpromazins (Largactil®, Megaphen®) in die psychiatrische Therapie durch Delay u. Deniker 1952 bedeutete einen entscheidenden Fortschritt. Es wird heute oft vergessen oder verdrängt, daß erst die Psychopharmakotherapie die weitere Öffnung der psychiatrischen Kliniken und die Intensivierung sozial-psychiatrischer Rehabilitationsmaßnahmen ermöglichte. Nicht selten wird der Vorwurf erhoben, Psychopharmaka führten zu einer Unterdrückung des Menschen durch Dämpfung und Anpassung. Er werde leichter manipulierbar und zur Emanzipation unfähig. Es ist selbstverständlich unbestritten, daß jedes medizinische Behandlungsverfahren, wie jede Einflußnahme auf Menschen überhaupt, Risiken und Gefahren birgt; ein Mißbrauch ist nie von vornherein auszuschließen. Die humane und rationale Anwendung der Psychopharmaka ist eine ärztliche Aufgabe, die Verantwortungsbewußtsein, theoretische Kenntnisse, praktische Erfahrungen und Beachtung des Hauptziels der Therapie voraussetzt: den behandelten Mitmenschen in die Lage zu versetzen, sein Leben möglichst ohne beeinträchtigende Auswirkungen seelischen Krankseins zu führen. Wer erlebt hat, wie ein durch depressive Schuldgefühle, Hoffnungslosigkeit, Verzweiflung und Selbsttötungsgedanken gequälter Kranker unter dem Einfluß eines Antidepressivums innerhalb einiger Tage aus diesem quälenden Zustand herausgerät oder wie ein in der entsetzlichen Kälte schizophrenen Erlebens Leidender freiheitsgeprägte Weisen des Selbsterlebens und des Umgangs mit der Welt unter dem Einfluß eines Neuroleptikums erfährt, wird die pauschale Verurteilung der antipsychotisch wirksamen Psychopharmaka als verantwortungslose, gegen die Interessen vieler Patienten gerichtete Unwahrheit bezeichnen müssen. Richtig angewendet sind die modernen Psychopharmaka in der Lage, die Summe von Glück und Freiheit in der Welt zu vermehren. Dies bedeutet nicht, daß nicht noch wesentliche Verbesserungen der Psychopharmakotherapie notwendig wären. Die Anwendung psychotroper Substanzen bleibt in nicht wenigen Fällen psychischer Störungen erfolglos, in anderen Fällen treten störende oder auch gefährliche Begleitwirkungen der Therapie auf, welche die Lebensführung behindern. Schon heute muß jedoch anerkannt werden, daß die Psychopharmaka eine psychiatrische Revolution ermöglicht haben. Sie eröffnen dem niedergelassenen Arzt Behandlungsmöglichkeiten psychischer Störungen, die er früher nicht hatte. In sehr vielen Fällen kann die Klinikaufnahme eines Kranken vermieden werden. Die Rheinische Landes- und Hochschulklinik/Psychiatrische Klinik der Universität Düsseldorf konnte von 1968 bis 1993 ihre Bettenzahl von 1750 auf 700 verringern, gleichzeitig stieg die Zahl der poliklinisch behandelten Patienten erheblich an, sie beträgt jetzt monatlich durchschnittlich 2000. Ein Großteil der Patienten müßte nach Abbruch der Psychopharmakotherapie wieder stationär behandelt werden. Die Verweildauer in den Kliniken ist drastisch gesunken, die Gefahren des Hospitalismus und des Anstaltsartefaktes sind vermindert worden.

Es wäre völlig unangemessen, eine Haltung des Entweder-Oder einzunehmen und die pharmakopsychiatrischen Therapieverfahren gegen andere Methoden, etwa psychotherapeutische oder soziotherapeutische Behandlungsarten, auszuspielen. Erst die den sachlichen Erfordernissen angemessene Kombination unter dem allein ausschlaggebenden Gesichtspunkt des Interesses des Kranken ermöglicht eine gute Therapie. Nur ideologische Verblendung könnte in die Versuchung führen, das Rad der Psychiatriegeschichte zurückdrehen zu wollen und die medikamentösen Behandlungsverfahren aufzugeben. Sie müssen kritisch angewendet und weiter verbessert werden.

Körperliche psychiatrische Behandlungsmethoden vor Einführung der modernen Psychopharmaka

Kraepelin schrieb in der 8. Auflage seines Lehrbuches (1913) über die Therapie der Dementia praecox: „Da wir die eigentlichen Ursachen der Dementia praecox nicht kennen, werden wir an deren Bekämpfung zur Zeit nicht denken können". Dieser Satz kennzeichnete die Situation vor achtzig Jahren. Der Unterschied zwischen den damaligen und den heutigen Behandlungsmöglichkeiten verdient dramatisch genannt zu werden.

Dauerschlaf-Behandlung

Klaesi führte 1920 die Dauerschlaf-Behandlung ein. Er erzeugte mittels Somnifen® (Aprobarbital) einen Schlaf von 8–10 Tagen Dauer, der nur durch die Nahrungsaufnahme und durch die Blasen-Mastdarm-Entleerung unterbrochen wurde. Der Terminus „Dauerschlafbehandlung" ist außerordentlich suggestiv. Noch heute verlangen Patienten oder ihre Angehörigen gelegentlich von sich aus eine solche Therapie, deren Wirksamkeit im Sinne der Neutralisierung von Erregung und Beseitigung von Kummer auch dem Laien unmittelbar einleuchtend erscheint. Die Vorstellung vom „Sich-gesund-Schlafen" spielte später nach der Einführung der Neuroleptika unter dem Stichwort des „künstlichen Winterschlafes" (Hibernation artificielle) eine bedeutsame Rolle. Klaesi beabsichtigte mittels seiner Dauerschlaf-Behandlung die Verstärkung von motorischer Erregung durch die Wahrnehmung dieser Erregung seitens des Patienten zu verhindern, darüber hinaus wollte er die Patienten in einen Zustand chemisch erzeugter Hilflosigkeit versetzen, in dem die intensive Zuwendung und Betreuung seitens der Umgebung Angst und Autismus psychotherapeutisch durchbrechen sollten. Das Verfahren war zwar nicht erfolglos, brachte jedoch erhebliche Risiken mit sich, die vor allem in einer gesteigerten Anfälligkeit für Infektionen und Herz-Kreislauf-Komplikationen bestanden. Der pflegerische Überwachungsaufwand war erheblich. Das Verfahren spielt heute keine Rolle mehr.

Insulinkoma-Therapie

Die Behandlung psychisch Kranker mit Insulin wurde von Steck in die Psychiatrie eingeführt. Es entsprach einer alten internistischen Erfahrung, daß die regelmäßige Insulinanwendung eine Gewichtszunahme und allgemeine Roborierung des Patienten zur Folge hatte. Außerdem wurden psychomotorische Erregungszustände gedämpft. Die gefürchteten Entzugssyndrome bei Morphinabhängigkeit konnten durch Insulinanwendung günstig beeinflußt werden. Psychotische Erkrankungen, vor allem Schizophrenien, in geringerem Umfange auch Manien und endogene Depressionen, wurden nach entsprechenden Beobachtungen Sakels, die von ihm erstmalig 1933 veröffentlicht wurden, in großem Umfange behandelt. Bei der Insulinkoma-Therapie wird täglich (die Wochenenden ausgenommen) ein hypoglykämisches Koma erzeugt. Die Insulindosierung erfolgt einschleichend mit etwa 20–30 Einheiten Altinsulin i. m., die Dosis wird täglich um 10–20 Einheiten erhöht, als komaauslösende Tagesdosis reichen im allgemeinen 80–300 Einheiten. Dosen von täglich 500 Einheiten Altinsulin sind allerdings ebenfalls angewandt worden. Vor der Einführung des Glukagons (hyperglykämisch-glykogenolytischer Faktor) mußten die Kranken durch Traubenzuckerzufuhr (i. v. oder mittels Magensonde) erweckt werden. In den psychiatrischen Kliniken wurden wegen der Notwendigkeit intensiver Überwachung der in großer Zahl mit Insulinkomata behandelten Patienten eigene Insulinstationen eingerichtet. Komplikationen waren nicht selten, es konnte durch Adaptation eine Steigerung der bis dahin wirksamen Insulindosis notwendig werden, andererseits konnte es ganz plötzlich zur Sensibilisierung mit der Notwendigkeit der raschen Verringerung der Insulindosis kommen. Epileptische Krampfanfälle im Koma waren häufig. Eine gefürchtete Komplikation war das verlängerte Koma. Die Mortalität betrug vor der Glukagonanwendung etwa 0,4 %.

Die Methode konnte durch die Einführung des Glukagons vereinfacht und risikoärmer gestaltet werden. Die parenterale Glukagonapplikation ist von einer raschen Blutzuckererhöhung gefolgt, die Patienten werden im allgemeinen nach der i. m. oder i. v. Injektion (0,25–5 mg) innerhalb von 10–20 Minuten in 92–100 % der Fälle wach. Die Notwendigkeit der Traubenzuckerzufuhr mittels der Sonde oder der i. v. Glukose-Applikation entfällt damit. Im Bedarfsfalle kann eine zweite Glukagondosis injiziert werden. Danach nimmt der Patient Zucker in Form einer Lösung oder eines Sirups zu sich, anschließend eine normale Mahlzeit.

Die Insulinkoma-Therapie wird nicht mehr angewandt. Angesichts der Möglichkeiten der psychiatrischen Pharmakotherapie ist sie als zu riskant anzusehen. Ihr Wirkungsmechanismus ist nicht bekannt. Psychodynamische Aspekte der therapeutischen Wirksamkeit sind sicher nicht

von der Hand zu weisen, denn ähnlich wie bei der Klaesischen Dauer-
schlaf-Therapie gerät auch hier der Patient in einen regressiven Status
körperlicher Pflegebedürftigkeit, der eine starke Zuwendung durch die
Umgebung zur Folge hat. Autistischen Isolationstendenzen wird auf
diese Weise entgegengewirkt.

Chemische Heilkrampf-Behandlung

Am Anfang dieser Therapie stand ein heuristisch fruchtbarer Irrtum:
Von Meduna ging von der Theorie aus, daß Epilepsie und Schizophrenie
einander ausschlössen und daß künstlich herbeigeführte epileptische
Krämpfe deshalb schizophrene Symptome neutralisieren müßten. Zwar
widerlegt die Statistik seine theoretische Grundannahme, denn schizophreniforme Symptome sind bei epileptischen Erkrankungen nicht
ganz selten, die Nutzanwendung seiner Theorie hat sich jedoch bewährt.
Von Meduna veröffentlichte 1935 erste Erfahrungen mit der Anwendung von Cardiazol®-Injektionen. Später wurden Aneuxol® bzw. Azo-
man® injiziert.

Krampfauslösende Substanzen:

Cardiazol®	Pentrazol	5–15 ml	i. v.
Azoman®	Cyclohexyläthyltriazol	1–3 ml	i. v.
Aneuxol®	Aminophenazon	8–10 ml	i. v.

Die Mortalität dieses Verfahrens lag bei etwa 0,3 %. Unmittelbar nach
der Injektion des Krampfmittels tritt ein generalisierter tonisch-kloni-
scher Krampf mit abruptem Bewußtseinsverlust auf. Nicht selten wird
der Krampf durch einen Hustenstoß eingeleitet. Der Patient kann beim
Fehlen eines völligen Bewußtseinsverlusts als Auraerlebnis ein quälendes
Vernichtungsgefühl haben. Das Bewußtsein tritt im allgemeinen nach
wenigen Minuten wieder ein. Hauptindikation des Verfahrens waren
katatone Formen der Schizophrenie. Es wird heute nicht mehr angewendet.

Neuroelektrische Therapie (NET),
elektrische Heilkrampf-Behandlung

Diese Form der Elektrotherapie in der Psychiatrie war zunächst unter
dem Einfluß der Psychopharmakotherapie zurückgedrängt worden, sie
gewinnt jetzt jedoch offensichtlich wieder an Boden, vor allem in den
USA, England und Frankreich. Es stellte sich heraus, daß in einer Reihe
von Fällen, in denen die Anwendung von Psychopharmaka keine Besserung des psychischen Zustandes bei schizophrenen oder depressiven

Kranken erbrachte, eine zusätzliche neuroelektrische Therapie erfolgreich ist. Die italienischen Psychiater Cerletti und Bini veröffentlichten ihr Verfahren der Elektrokrampftherapie 1938, nachdem Bini schon ein Jahr zuvor auf einem Kongreß in Münsingen (Schweiz) einen vorläufigen Bericht gegeben hatte. Das Verfahren wird jetzt immer mit „zerhacktem Strom" unter gleichzeitiger Anwendung von Kurznarkotika und Muskelrelaxantien durchgeführt. Anästhesiologische Überwachung ist deshalb notwendig. Als besonders nebenwirkungsarm und effektiv hat sich die energiearme Reizung des Gehirns über Kurzimpulsreize erwiesen. Entsprechende Geräte werden jetzt auch in der Bundesrepublik Deutschland angeboten, z. B. die Thymatrongeräte (Fa. Martin Gruber, München). Die durchschnittliche Anwendungshäufigkeit beträgt 3 Durchflutungen pro Woche, von manchen Therapeuten wird auch eine wesentlich häufigere Anwendung in Blockform (2 Behandlungen pro Tag) empfohlen.

Das Verfahren ist lebensrettend bei der febrilen oder perniziösen Katatonie, wo es in Blockform über das Abklingen der Hyperthermie hinaus angewendet werden muß. Die Methode ist jetzt praktisch gefahrlos geworden, seitdem Muskelrelaxantien und Kurznarkotika appliziert werden. Vor dieser Verbesserung lag die Mortalität bei 0,07 %.

Von der vitalen Indikation der febrilen perniziösen Katatonie abgesehen, rechtfertigen vor allem pharmakotherapieresistente endogene Depressionen, in zweiter Linie ungünstig verlaufende schizophrene Erkrankungen einen Versuch mit der neuroelektrischen Therapie. Die alte Bezeichnung „Elektroschocktherapie" war unter internistischen Gesichtspunkten nie gerechtfertigt, und auch jetzt spricht angesichts der Durchführung des Verfahrens, seiner Auswirkungen und seiner Ergebnisse nichts dafür, sie beizubehalten.

Die früher häufig empfohlene Kombination der neuroelektrischen Therapie mit der Insulinkomatherapie hat jetzt an Wichtigkeit verloren. Die gleichzeitige Anwendung der NET mit Neuroleptika wird jedoch häufig geübt. Rauwolfia-Alkaloide (z. B. Reserpin) sollen jedoch nicht mit der NET kombiniert werden, da die Gefahr der arteriellen Hypotension und der verlängerten Apnoe besteht.

Durch die unilaterale Applikation der Elektroden auf der Seite der nichtdominanten Hirnhemisphäre sind bei vergleichbarer therapeutischer Wirksamkeit weniger Störwirkungen (Gedächtnisstörungen, Kopfschmerzen, Verwirrtheitszustände) festgestellt worden. Die Gedächtnisstörungen klingen im allgemeinen nach Tagen oder wenigen Wochen wieder ab. Die früher nicht ganz seltenen Kompressionsfrakturen im Bereich der unteren Brustwirbelsäule und Schultergelenkluxationen sind unter dem Einfluß der Relaxantienanwendung verschwunden.

Bei aller Unsicherheit der Beurteilung der Ergebnisse der NET bei endogenen Psychosen besteht nach dem übereinstimmenden Urteil der meisten Untersucher kein Zweifel daran, daß bei Schizophrenien in etwa

50–60% der Fälle völlige oder gute Kurzzeitremissionen erzielt werden. Spontane Remissionen treten dagegen in gleichartigen Fällen nur in etwa 30% kurzfristig ein. Die Dauerresultate sind wesentlich ungünstiger, hier nähern sich die Behandlungsergebnisse im Laufe von 10–15 Jahren bei behandelten und unbehandelten Kranken immer mehr an. Allerdings sind Anhaltspunkte dafür vorhanden, daß eine geringgradig bessere Prognose vorliegt, wenn frühzeitig mit der Elektrotherapie begonnen wurde. Es ist außerdem unstrittig, daß dieses Verfahren die klinische Aufenthaltsdauer der Kranken wesentlich abkürzt (etwa um 30–50%).

Manisch-depressive Phasen reagieren auf die neuroelektrische Therapie günstig. Gelegentlich genügen schon zwei therapeutische Anwendungen, um eine Phase zu beenden, im Durchschnitt werden 6–10 Behandlungen benötigt. Die Remissionsquote beträgt 80–90%. Die Zeitersparnis für die Behandlung ist evident.

Stickstoff-Inhalation

Die Methode wurde zur Therapie bei manisch-depressiven Erkrankungen 1938 eingeführt. Dabei wird aus einer Maske reiner Stickstoff eingeatmet, unter dessen Einwirkung es zur Beeinträchtigung der motorischen Koordination, zum Sistieren von Spontanbewegungen, zu Blässe und Zyanose kommt. Wenn Myoklonismen an Rumpf, Extremitäten und Gesicht sichtbar werden, wird die Inhalation beendet. In günstig ansprechenden Fällen kann es nach 30–40 Inhalationen, von denen 1–2 pro Tag durchgeführt werden, zur Remission der depressiven Phase kommen.

Kontraindikationen sind Hochdruckleiden, Bronchialasthma, Emphysem und Koronarinsuffizienz. Die Methode spielt heute keine Rolle mehr, da sie sich als zu wenig wirksam erwiesen hat.

Leukotomie

Die Leukotomie bzw. Lobotomie wurde von Moniz 1936 als „psychochirurgische" Methode empfohlen. Infolge der operativen Durchtrennung des Marks beider Stirnlappen mit Unterbrechung der Faserverbindungen zwischen Stirnlappen und Thalamus kann es zu einer Entaktualisierung schizophrener und anankastischer Symptome kommen. Die Methode ist in Deutschland sehr wenig angewandt worden, sie hat stets eine Hirnverletzung mit entsprechenden psychischen Auswirkungen zur Folge. Es sind zahlreiche Modifikationen der Methode erprobt worden, das operative Risiko im engeren Sinne wurde zwar immer geringer, an den grundsätzlich ungenügenden Resultaten der Eingriffe änderte sich jedoch nichts. Das Verfahren wird kaum angewendet.

Psychopharmaka mit „antipsychotischer" Wirksamkeit

Geschichtliche Bemerkungen zur chemischen Beeinflussung der Psyche

Der Terminus Psychopharmaka bzw. psychotrope Substanzen ist, wie viele einprägsame medizinische Begriffe, eigentlich nicht korrekt. Es ist nicht möglich, die „Seele" oder den „Geist" chemisch unmittelbar zu beeinflussen. Die sogenannten Psychopharmaka wirken auf das zentrale und periphere Nervensystem ein. Die Veränderung von Zuständen und Funktionen des Soma ist unabdingbare Voraussetzung der Modifikation des Erlebens und Verhaltens. Die zutreffenderen Termini „encephalotrope" oder „neurotrope" Substanzen haben sich dennoch nicht durchgesetzt.

Es entspricht offenbar einem uralten menschlichen Bedürfnis, die eigene seelische Zuständlichkeit so zu ändern, daß Dämpfung von Außenreizen, Euphorie, Rausch und Änderung des Selbsterlebens im Sinne der Ausweitung und Erhöhung des eigenen Ich eintreten. Die Schaffung einer neuen, drogenabhängigen Wirklichkeit, die als angenehmer empfunden wird als die gegebene, ist eine in allen Kulturen zu allen Zeiten angetroffene Versuchung. In der Bibel wird über die berauschende Wirkung des Weins auf Noah berichtet, Haschisch wurde schon vor 700 v. Chr. von den Assyrern als Rauschdroge eingenommen. Die antike römische Medizin kannte die schmerzstillende und euphorisierende Opiumwirkung. Mythologische Bezüge werden aus der Vorstellung ersichtlich, daß die Göttin Ceres dem Menschen die Mohnpflanze gebracht habe. Das Cocablatt-Kauen südamerikanischer Indianer geht nach der Inkamythologie auf das Geschenk einer Göttin zurück. Die Beseitigung des Hungergefühls, der Erschöpfung und der Traurigkeit waren von altersher die angestrebten Wirkungen.

Die „Geständnisse eines englischen Opiumessers" von Thomas de Quincey (1821), die Abhandlungen von Moreau de Tours „Du hachich et de l'aliénation mentale" (1845) und von Charles Baudelaire „Les paradis artificiels" (1860) sind in die Weltliteratur eingegangen. Das Thema der intellektuellen und künstlerischen Bewußtseinserweiterung klingt in diesen Beschreibungen schon an, die Neigung, die eigenen Ich-Grenzen chemisch zu sprengen, wird in diesen Büchern in einer noch heute gültigen Weise deutlich. Um die Einwirkungen des Äthylalkohols in seinen mannigfachen Darreichungsformen hat sich eine weltweite, außerordentlich formenreiche Kultur gebildet, an der die fließenden Übergänge zwischen sozial toleriertem und nicht gesundheitsschädlichem Genuß eines Rauschmittels einerseits und schwersten gesundheitlichen und sozialen Schädigungen andererseits studiert werden können.

Kraepelin veröffentlichte 1883 eine Untersuchung „Über die Einwirkungen einiger medikamentöser Stoffe auf die Dauer einfacher psychischer Vorgänge", 1892 erschien sein Buch „Über die Beeinflussung einfacher psychischer Vorgänge durch einige Arzneimittel", in dem pharmakopsychologische Studien mit Alkohol, Tee, Chloraldehyd, Äther, Morphin und Paraldehyd dargestellt wurden. Der Begriff Pharmakopsychologie stammt von Kraepelin (1892), während der Terminus „Psychopharmakon" auf Reinhardus Lorichius zurückgeht, der 1548 sein Buch „Psychopharmacon hoc est: medicina animae" veröffentlichte.

Eine frühe, jetzt jedoch nicht mehr ganz vollständige Einteilung der psychotropen Substanzen stammt von Delay (1958): Aus ihr wird ersichtlich, daß die therapeutisch wichtigsten neuen Psychopharmaka seit 1952 den Gruppen der Psycholeptika (Neuroleptika, Ataraktika oder Tranquilizer) und der Psychoanaleptika (Thymoleptika oder Antidepressiva) angehören. Die zur Zyklothymieprophylaxe und zur Manietherapie verwendeten Lithiumsalze bilden eine eigene zusätzliche Psychopharmakagruppe.

Psychotrope Substanzen:

I.   Psycholeptika (vorwiegend dämpfende Wirkung auf psychische Funktionen)
  1. Neuroleptika
     a) Phenothiazin-Derivate
     b) Butyrophenon-Derivate
     c) Rauwolfia-Alkaloide
  2. Tranquilizer
  3. Hypnotika

II. Psychoanaleptika
  1. Psychotonika (Psychostimulantien, Energetika)
  2. Thymoleptika (Antidepressiva)
  3. Euphorika

III. Psychodysleptika (pharmakogene Psychosen hervorrufende Substanzen)

Neuroleptika

Entwicklung

Chlorpromazin (Megaphen®, Largactil®) wurde 1951 von Laborit und Huguenard als Narkosemittel in die Chirurgie eingeführt. Seine erste Erprobung fand es in der Kriegschirurgie, wo es in Kombination mit Unterkühlung als „hibernation artificielle" die Narkose bei chirurgischen Eingriffen für den Organismus schonender gestaltete. Die suggestive Bezeichnung „künstlicher Winterschlaf" wurde bald als nicht glücklich erkannt. Die Anwendung des Chlorpromazins in der Anästhesiologie führte zwar zu einer pharmakogenen Hypothermie, bei der der Grundumsatz allerdings noch nicht einmal auf 90 % des Normalwertes reduziert wurde. Im Winterschlaf der Säugetiere, z. B. der Zieselmaus, sinkt dagegen der Grundumsatz auf 2 % des Sommerwertes ab. Die Phenothiazine, zu deren Gruppe Chlorpromazin gehört, waren früher zum Teil als Wurmmittel und antiseptisch wirksame Substanzen angewandt worden. Später stellte sich die ausgeprägte Antihistamin-Wirkung einiger Phenothiazine heraus.

Laborit und Huguenard (1951) waren von dem Gedanken ausgegangen, den Organismus gegen Aggressionen aller Art, z. B. Traumen, Narkose und Operationen, zu schützen. Wenn der Körper durch seine Abwehrmaßnahmen die Aggression beherrscht, so kommt es zur „harmonischen Reaktionsschwankung". Werden diese Reaktionen jedoch extrem gesteigert, so kann der Organismus in dieser „dysharmonischen Reaktionsschwankung" seine normalen Funktionen nicht aufrechterhalten. Die Chlorpromazin-Applikation sollte Streßreaktionen durch Blockierung oder Stabilisierung des irritierten vegetativen Nervensystems abschwächen und so eine hinhaltende Situation „verlangsamten Lebens" ermöglichen, die die Aufrechterhaltung der Homöostase, der „Konstanz des inneren Milieus", als unabdingbare Voraussetzung für Freiheit und Unabhängigkeit gegenüber dem äußeren Milieu gewährleistet. Auf der Suche nach Substanzen mit einer derartigen Wirksamkeit wurde der „cocktail lytique", ein Gemisch von Phenothiazin-Derivaten (Chlorpromazin, Promethazin [Atosil®]) und Pethidin (Dolantin®) entwickelt. Aus den verhältnismäßig einfachen Anfängen der potenzierten Narkose hat sich inzwischen ein Spezialgebiet der Anästhesiologie, die „Neuroleptanalgesie" entwickelt. Phenothiazin- und Butyrophenon-Derivate spielen auch in der postoperativen Nachbehandlung, in der Schock- und Intensivtherapie eine Rolle.

Der entscheidende Schritt bei der Einführung des Chlorpromazins in die psychiatrische Therapie gelang den französischen Psychiatern Delay und Deniker 1952. Nachdem vorher schon aufgrund der Anregungen Laborits der „cocktail lytique" in der medikamentösen psychiatrischen

Therapie angewandt worden war, setzten sie als erste Chlorpromazin bei der Behandlung erregter psychisch Kranker ein. Die auffälligsten psychotropen Effekte waren emotionale Indifferenz, Schläfrigkeit und Apathie. In den frühen Beschreibungen der Chlorpromazin-Wirkung wurden 3 Stadien unterschieden, die bei äquivalenten Dosierungen auch bei der Anwendung anderer Neuroleptika gefunden werden können. Die ersten Untersucher stellten zunächst ein Somnolenzstadium fest, das durch großes Schlafbedürfnis gekennzeichnet ist und bis zu 10 Tage anhalten kann. Die Kranken schlafen auch tagsüber, sind jedoch jederzeit leicht erweckbar und können selbständig essen. Bei Beibehaltung der Dosis folgt dann die „Kurphase", die durch ein Nachlassen der sedierenden Wirksamkeit gekennzeichnet ist. Auch in diesem Abschnitt ist allerdings noch eine Antriebsverminderung festzustellen. Die vorher so quälend erlebten psychotischen Phänomene haben jetzt häufig ihre affektive Bedeutsamkeit verloren und werden mehr oder weniger gleichgültig hingenommen. In der 3. Phase, nach 2–3 Wochen, tritt die stabilisierende therapeutische Wirksamkeit auf psychotische Symptome ein; dieser Behandlungsabschnitt kann sich über Monate, ja sogar Jahre hinziehen.

Die Beobachtungen der ersten Untersucher gelten grundsätzlich auch für die später entwickelten neuroleptischen Substanzen, wenn auch die Phasen der Behandlung nicht in jedem Falle so klar von einander abgesetzt sind, wie sich dies den ersten Therapeuten darstellte.

Über den zunächst angestrebten rein sedierenden Effekt hinaus erwiesen sich die neue Substanz und mit ihr alle späteren typischen Neuroleptika als „antipsychotisch" wirksam. Es kam nicht nur zu einer psychomotorischen Ruhigstellung und zu vermehrtem Schlafbedürfnis, sondern auch zum Abklingen von schizophrenen Wahnphänomenen, Sinnestäuschungen, Ich-Störungen im Sinne des Gemachten, von Autismus und gedanklicher Zerfahrenheit. Die zunächst geäußerten Hoffnungen auf eine „kausale" Wirksamkeit der Neuroleptika bestätigten sich nicht, es wurde bald ersichtlich, daß es sich bei ihnen um symptomatisch wirksame Substanzen handelte, die ihre symptomneutralisierende Wirkung nur so lange entfalteten, wie ein ausreichender Plasmaspiegel vorhanden war.

Auf von Baeyer (1959) gehen die nachstehend wiedergegebenen Wirksamkeitsqualifikationen zurück, in deren Rahmen sich die therapeutischen Effekte der Neuroleptika und auch der sonstigen psychotropen Substanzen einordnen lassen:

1. Eigenwirkung – klinische Wirkung
2. mittelgebundene – mittelüberdauernde Wirkung
3. global sedierende – spezifisch ordnende Wirkung

Bei der Eigenwirkung handelt es sich um einen Effekt, der unabhängig von einer bestehenden psychischen Erkrankung bei jedem Menschen auftritt, der mit einem bestimmten Psychopharmakon behandelt wird. So wird es auch beim Gesunden zu einer sedierenden, schlafanstoßenden Wirksamkeit eines Neuroleptikums kommen, der klinische („antipsychotische") Effekt wird sich beim Gesunden nicht entfalten können, weil ein psychopathologisches Zielsyndrom nicht gegeben ist. Neuroleptika (und Antidepressiva) haben nur eine mittelgebundene Wirkung für die Dauer der Anwesenheit einer ausreichenden Substanzmenge oder ihrer aktiven Metaboliten im Plasma. Es ist also stets damit zu rechnen, daß nach zu frühem Absetzen dieser Psychopharmaka psychotische Symptome wieder auftreten, wenn der schizophrene Schub oder die zyklothyme Phase noch nicht abgeklungen ist, sondern bisher nur durch die neuroleptische oder thymoleptische Wirkung neutralisiert war. Nicht ohne Problematik ist der Begriff der „spezifisch ordnenden Wirkung", weil hier eine speziell auf postulierte Krankheitseinheiten bezogene Effektivität bekundet werden könnte. Eine solche Wirksamkeit besteht jedoch nicht. Neuroleptische Substanzen wirken insofern unspezifisch, als sie z. B. auch akustische (durchaus „schizophreniforme") Halluzinationen bei einem intrakranialen Tumor in gleicher Weise neutralisieren wie entsprechende Sinnestäuschungen im Rahmen einer endogenen schizophrenen Psychose.

Versteht man als spezifisch ordnende Wirkung lediglich den symptomatischen antipsychotischen Effekt, der tatsächlich über eine globale Sedierung hinausgeht, so wird man auch dieses Begriffspaar mit Nutzen für eine Charakterisierung der neuroleptischen und thymoleptischen Wirksamkeitsqualitäten heranziehen können.

1954 führte der amerikanische Psychiater N. S. Kline das Rauwolfia-Alkaloid Reserpin in die psychiatrische Therapie ein. Es ergaben sich die gleichen Indikationen wie für Chlorpromazin. Reserpin war erst 1952 chemisch isoliert worden.

Der belgische Pharmakologe Janssen entdeckte 1958 als weitere wichtige Neuroleptikagruppe die Butyrophenone, die heute eine große Rolle in der neuroleptischen Therapie spielen.

Phenothiazin-Derivaten, Rauwolfia-Alkaloiden und Butyrophenonen ist gemeinsam, daß sie im Tierversuch eine sogenannte kataleptische Wirkung hervorrufen. Die Versuchstiere geraten in den Zustand einer motorischen Starre, der Muskeltonus ist erhöht, die Tiere verharren in ihnen beigegebenen Haltungen, die für ihre sonstigen Verhaltensweisen nicht charakteristisch sind. Das Äquivalent zur Katalepsie im Tierversuch ist beim Menschen die extrapyramidale Wirksamkeit, die unter pharmakologischen und klinischen Gesichtspunkten früher als obligatorisch für neuroleptische Substanzen unbeschadet ihrer chemischen Konstitution angesehen wurde. Für die Mehrzahl der Neuroleptika besteht zwar ein entsprechender Wirkungszusammenhang, eine prinzipiell wichtige Durchbrechung dieses Prinzips stellt jedoch das Clozapin (Leponex®) dar, dem die kataleptisch-extrapyramidale Wirkung klassischer Art fehlt, während seine antipsychotische Wirkung gut ist.

Im europäischen Schrifttum hat sich der Begriff der „Neuroleptika" durchgesetzt, der 1955 von Delay für diese Substanzgruppe vorgeschlagen worden war. Vor allem in der amerikanischen Literatur wird auch noch der Terminus "major tranquilizers" gebraucht, Tranquilizer i. e. S. (S. 136 ff.) werden häufig als "minor tranquilizers" bezeichnet.

Die Neuroleptika sind ein unentbehrlicher Bestandteil des therapeutischen Arsenals der Psychiatrie geworden. Die Pharmakotherapie hat die bereits seit den 30er Jahren mit dem Aufkommen der konvulsionstherapeutischen Verfahren und der Insulinkoma-Therapie festzustellende Tendenz zur Abkürzung der stationären Behandlungsdauer endogener Psychosen in ganz entscheidender Weise verstärkt. In den Psychiatrischen Landeskrankenhäusern sind die Aufnahmezahlen erheblich in die Höhe gegangen und die Entlassungszahlen im gleichen Umfange gestiegen. Die Verweildauer hat sich dramatisch verringert. Viele Stationen konnten geöffnet werden, restriktive Maßnahmen wurden abgebaut. Die neuroleptische Therapie ermöglichte die Verlagerung von Behandlungsaktivitäten in Übergangsheime, Tages-, Nacht- und Polikliniken, der milieu- und soziotherapeutische Zugang wurde erleichtert. Die Verkürzung der Aufenthaltsdauer gerade schizophrener Patienten in den Kliniken hat allerdings das Phänomen der „Drehtürpsychiatrie" mit sich gebracht, das durch die rasche Wiederaufnahme von zu früh den außerklinischen Belastungen ausgesetzten Patienten gekennzeichnet ist. Hier sind sorgfältige pharmakopsychiatrische und rehabilitative Erwägungen notwendig. Die Entlassung psychotisch gewesener Patienten aus der klinischen Therapie darf nicht abrupt vorgenommen werden. Tages- und Wochenendbeurlaubungen, schrittweise erhöhte Leistungsanforderungen in Familie und Beruf nach Beendigung der klinischen Behandlung sind geeignet, eine psychopathologische Dekompensation durch zu hohe Belastung zu verhindern.

Pharmakologische Daten und Hypothesen

Die Bemühungen, das pathophysiologische bzw. biochemische Substrat schizophrener Psychosen aufzuklären, wurden nach dem Nachweis der pharmakologischen Behandelbarkeit schizophrener Psychosen mit dem Neuroleptikum Chlorpromazin erheblich intensiviert.

Bei der neuroleptischen Therapie traten extrapyramidal-motorische Begleiterscheinungen, insbesondere ein neuroleptikuminduziertes Parkinsonoid, auf. Beim Morbus Parkinson ist das Auftreten der typischen extrapyramidalen Symptome abhängig vom Ausmaß der Degeneration dopaminerger Neurone der Substantia nigra. Dies führte dazu, daß man

in Analogie zum Morbus Parkinson eine der Neurolepsie entgegengesetzte, dopaminerge Überfunktion bei schizophrenen Psychosen vermutete. Diese sog. „Dopaminhypothese der Schizophrenie" bestimmte lange Zeit das Denken klinischer Pharmakologen und das u. a. von Haase
aufgestellte Postulat, daß das Auftreten erster extrapyramidal-motori-
scher Symptome die conditio sine qua non für eine ausreichende antipsychotische Wirksamkeit der Neuroleptika darstellt. Sie führte dazu, daß
bei der Suche nach neuen potentiellen Antipsychotika vor allem solche
Substanzen in tierexperimentellen Screeningmodellen untersucht wurden, die eine blockierende Wirkung auf das dopaminerge System verbunden mit bestimmten extrapyramidalen Begleitwirkungen zeigten.

So bestehen beim Katalepsietest unter Anwendung von Neuroleptika
eine ausgeprägte Bewegungsarmut der Versuchstiere und ein Muskelhy-
pertonus. Im Widerspruch zum Normalverhalten einer Ratte ohne neuroleptische Einwirkung behalten Versuchstiere unter dem Einfluß eines
Neuroleptikums ihnen aufgezwungene unnatürliche Haltungen bei. Eine
Ratte, deren Vorderfuß auf einen Holzklotz gelegt wird, zieht die Extre-
mität nicht zurück, wie es ihrem üblichen Verhalten entsprechen würde,
sondern läßt sie auf dem Klotz liegen.

Nagetiere lassen unter Apomorphineinwirkung ein zwanghaftes Na-
gen erkennen. Die Anwendung eines Neuroleptikums unterdrückt dieses
Verhalten. Bei anderen Versuchstieren neutralisieren Neuroleptika die
emetische Wirkung des Apomorphins.

Klassische Neuroleptika führen zur Aufhebung des bedingten Flucht-
reflexes. So verhalten sich unter Neuroleptikaeinwirkung Versuchstiere,
die gelernt haben, auf ein bestimmtes (optisches oder akustisches) Zei-
chen hin einen elektrischen Schlag durch eine Fluchtreaktion zu vermeiden, wie untrainierte Tiere. Sie sind nicht mehr in der Lage, die ihnen
antrainierten Reaktionen zu verwirklichen. Haase hat 1954 ausgehend
von der Annahme, daß eine antipsychotische Wirksamkeit ohne extrapyramidale Begleitwirkungen nicht möglich ist, die neurolepsiebedingte
Veränderung der Feinmotorik anhand der Modifizierung des Schriftbil-
des eingehend untersucht. Er meinte, daß das Überschreiten der „neuroleptischen Schwelle", gekennzeichnet durch eine Verkleinerung, Ver-
engung, Verzitterung und ein Steiferwerden der Schrift, den antipsychotischen therapeutischen Effekt gewährleistet. Werde die neuroleptische
Schwelle durch eine zu niedrige Dosierung nicht überschritten, so trete
lediglich ein ataraktischer sedierender Effekt ein, eine antipsychotische
Wirksamkeit sei dann nicht nachzuweisen. Neuere systematische Untersuchungen haben allerdings gezeigt, daß bei vielen Patienten eine zufriedenstellende antipsychotische Wirkung durch eine Behandlung mit
Neuroleptika erreicht werden kann, ohne daß gleichzeitig eine Veränderung der Feinmotorik auftritt, daß andererseits bei vielen Patienten kein
therapeutischer Effekt eintritt, obwohl sie an massiven neuroleptikabe-

dingten Störungen der Fein- und Grobmotorik leiden. Eine optimale Dosierung der Neuroleptika ist daher mit dem sog. Handschriftentest nicht möglich. Auch kann man die kataleptisch-extrapyramidale Potenz eines Neuroleptikums nicht grundsätzlich als einen Indikator seiner antipsychotischen Wirkungsintensität ansehen, wie dies vor allem vor der Einführung des nicht parkinsonogenen Clozapins geschah.

Biochemische Befunde

Bis heute gibt es keine gesicherte biochemische Theorie, die auch nur ansatzweise die komplexen kognitiven und affektiven Leistungen des menschlichen zentralen Nervensystems erklären kann. Dies gilt in gleichem Maße für die verschiedenen Störungsbilder des zentralen Nervensystems und insbesondere auch für die psychischen Erkrankungen.

Die Behandelbarkeit schizophrener Psychosen mit Neuroleptika hat die Aufmerksamkeit auf das dopaminerge Transmittersystem gelenkt. Es kann als gesichert gelten, daß alle bisher klinisch wirksamen Neuroleptika einschließlich des nicht parkinsonogenen Clozapins neben anderen biochemischen Wirkungen eine Blockade insbesondere der Dopamin-D_2-Rezeptoren hervorrufen. Damit wird die Funktion des Dopamins als Überträgersubstanz beeinträchtigt. In der Folge kommt es dann über Feed-back-Kreisläufe zu einer gesteigerten Synthese von Dopamin und anderen Katecholaminen, die wiederum verstärkt enzymatisch abgebaut werden. Dieser verstärkte Katecholaminabbau ist am vermehrten Auftreten von Metaboliten im Urin (z. B. Homovanillinsäure) nachzuweisen. Bei subchronischer Verabreichung von Neuroleptika kommt es zusätzlich durch eine Feed-back-Überstimulation dopaminerger Neurone zu einer völligen elektrischen Inaktivierung im Sinne eines Depolarisationsblocks (Bunney u. Grace 1978).

Es kann angenommen werden, daß die Inaktivierung dopaminerger Neurone der Substantia nigra im Mittelhirn zur Unterdrückung der Hemmfunktion nigrostriataler Faserverbindungen auf das Corpus striatum führt und ein medikamentös induziertes Parkinsonoid auftritt.

Die eigentliche antipsychotische Wirkung der Neuroleptika wird auf eine Beeinflussung der dopaminergen Neurone des mesolimbischen Systems zurückgeführt. Angesichts der Vielzahl der beteiligten Transmittersysteme (Dopamin wirkt abhängig vom postsynaptischen Rezeptortypus sowohl hemmend als auch erregend auf nachgeschaltete Nervenzellen und beeinflußt u. a. glutamaterge kortikale Projektionen, nachgeschaltete GABAerge Projektionen und cholinerge Interneurone) fehlt bisher eine schlüssige Theorie.

Weitere biochemische Befunde zeigen, daß Neuroleptika die Empfindlichkeit postsynaptischer Rezeptoren für Dopamin erhöhen. Eine verstärkte Rezeptoraffinität für Dopamin könnte möglicherweise die bei längerfristiger, über Monate oder Jahre durchgeführter Neuroleptikatherapie auftretenden, oftmals nicht vollständig reversiblen späten Hyperkinesen (Spätdyskinesien) erklären. Schon kleine, im physiologischen Rahmen freigesetzte Dopaminmengen könnten am überempfindlichen Rezeptor eine verstärkte Wirkung auslösen.

Die in die sog. „Modellpsychosen" gesetzten Erwartungen, Funktionsweise und Bedeutung einzelner Rezeptorsysteme für die menschliche Psyche aufzuklären, haben sich bisher nicht erfüllt. Nach Gabe von Amphetaminen können psychotische Zustände beobachtet werden, die eine gewisse Ähnlichkeit mit echten Schizophrenien (Halluzinationen, Wahnsymptomatik) haben.

Die im Tierversuch durch Amphetamine hervorgerufenen stereotypen Verhaltensweisen (Zwangsnagen, allgemeine Hyperkinese, gesteigerte Aggressivität, seitwärts gerichtete Kopfbewegungen, Hin- und Herlaufen, Pickbewegungen bei Tauben) treten beim Menschen in ähnlicher Form im Sinne unnatürlicher und zielloser Bewegungsabläufe auf, die stundenlang wiederholt werden können.

Amphetamin setzt Dopamin im Corpus striatum frei und reizt somit indirekt die dopaminergen postsynaptischen Rezeptoren mit abnorm hoher Intensität.

Die durch Phencyclidin ausgelösten psychoseartigen, manchmal verworren anmutenden Bilder haben den Blick auf ein weiteres, nämlich das glutamaterge Transmittersystem gelenkt. Das glutamaterge System, zu dem insbesondere die massiven kortikofugalen Projektionen gehören, wird durch die dopaminergen Projektionsfasern inhibitorisch kontrolliert. Es ist vorstellbar, daß nicht nur eine Überaktivität dopaminerger Systeme, sondern auch eine Störung komplizierter neuronaler Gleichgewichte, etwa im Sinne einer Verminderung der glutamatergen Neurotransmission, zu einer Imbalance zugunsten des dopaminergen Systems und damit zu einer scheinbaren Hyperaktivität dieses Systems führen kann. Diese wird durch Neuroleptika zumindest teilweise kompensiert.

Auch die Tatsache, daß das nicht parkinsonogene atypische Neuroleptikum Clozapin keine Katalepsie auslöst, ist möglicherweise ein Hinweis darauf, daß auch die Modifikation anderer Neurotransmittersysteme zumindest bei Subgruppen schizophrener Patienten eine antipsychotische nebenwirkungsärmere Behandlung ermöglichen kann.

Die Funktionen verschiedener Neurotransmitter sind in den letzten Jahren besser aufgeklärt worden. Dopamin (D_1, D_2, D_3, D_4, D_5) ist wesentlich für die Steuerung der Psychomotorik, Serotonin (5-Hydroxytryptamin) mit den Rezeptoruntertypen $5\text{-HT}_{1A, B, C, D, E}$, 5-HT_2, 5-HT_3 ist wichtig für die Steuerung von Stimmung, impulsiven Antrieben, Angst, Schmerz, Schlaf und Appetit. Noradrenalin ($\alpha_{1, 2}$, $\beta_{1, 2, 3}$) beeinflußt Stimmung, Antrieb und Vigilanz. Glutamat ist in die Regelung der Psychomotorik eingeschaltet, Acetylcholin ist bedeutsam für

Gedächtnisfunktionen, GABA (Gamma-Amino-Buttersäure) spielt eine Rolle in der Regelung der Psychomotorik.

Dopamin, Noradrenalin und Adrenalin (Katecholamine) bilden mit Serotonin und Histamin die Gruppe der biogenen Amine.

Vorbemerkungen zur Einteilung und Anwendung der Neuroleptika

Die Vielzahl neuroleptisch wirksamer Substanzen stellt den Arzt vor eine große differentialtherapeutische Herausforderung. Er muß das in einem bestimmten Fall anzuwendende Mittel nach der Art des zu behandelnden Zielsyndroms, aufgrund nosologischer Erwägungen, in Kenntnis seiner Eigenwirkung, seines klinischen Effektes und seiner Begleitwirkungen in einer bestimmten Dosierung, die sich im Verlauf ändern kann, auswählen. Die Frage einer Psychopharmakakombination kompliziert diese Überlegungen. Im Gesamtbehandlungsplan, der nicht nur eine rein medikamentöse Behandlung umfassen darf, hat die neuroleptische Therapie wesentlich die Neutralisation akuter produktiver Krankheitserscheinungen und die Wiederherstellung der kognitiven Funktionen zum Ziel, die die Voraussetzungen für synergistische Maßnahmen der klinischen Milieutherapie, Psychotherapie und extramuralen Soziotherapie schafft. Die medikamentöse Behandlung muß sich in einen Gesamtbehandlungsplan einfügen, in dem Überlegungen der allgemeinen Prognostik, der speziellen Rehabilitationsnotwendigkeiten bei dem betroffenen Menschen und der familiären Gegebenheiten beachtet werden müssen. Klinische und extraklinische neuroleptische Therapie gehen hinsichtlich der Präparatewahl und der Dosierung ineinander über.

Als Faustregel kann gelten, daß in der psychiatrischen Klinik wegen der ständig vorhandenen pflegerischen und ärztlichen Überwachung bei gegebener Indikation die stärker wirksamen Präparate und die höheren Dosierungen angewandt werden können, während für die neuroleptische Therapie in der außerklinischen Praxis weniger differente Substanzen bzw. Kombinationen in niedrigeren Dosierungen vorzuziehen sind. Im allgemeinen reicht die stationäre Behandlungsdauer bei schizophrenen Psychosen nicht aus, um eine zuverlässige, den Abbruch der neuroleptischen Medikation bei der Entlassung des Kranken aus der Klinik überdauernde Remission der Erkrankung zu gewährleisten. Es muß in fast allen Fällen eine langdauernde (Wochen, Monate bis Jahre) *Erhaltungstherapie* angeschlossen werden. Der Übergang von der klinischen zur außerklinischen Behandlungsphase muß während der stationären Therapie vorbereitet werden. Der Patient sollte vor der Klinikentlassung schon das während der ambulanten Behandlung einzunehmende Präparat bzw. eine entsprechende Kombination in der für die Dauertherapie vorgesehenen Dosierung erhalten.

Eine *Gruppierung der Neuroleptika,* wie der Psychopharmaka überhaupt, ist nach 5 Prinzipien denkbar:

1. nach der chemischen Konstitution,
2. nach pharmakologischen Kriterien,
3. nach der von der Art der behandelten Störung unabhängigen psychischen Eigenwirkung,
4. nach dem klinischen Effekt auf bestimmte psychopathologische Zielsymptome (Freyhan 1957) bzw. nosologische Krankheitstypen,
5. nach den körperlichen Begleitwirkungen beim behandelten Menschen (hier ergeben sich Überschneidungen mit den pharmakologischen tierexperimentellen Daten).

Die Berücksichtigung aller dieser Eigenschaften bestimmt die Position eines Neuroleptikums bzw. Psychopharmakons in einem System der psychotropen Substanzen. Es unterliegt keinem Zweifel, daß die psychopharmakologische Forschung synoptisch alle genannten Faktoren in Rechnung zu stellen hat, wenn sie anstrebt, aus dem Stadium der reinen Empirie in das des Wissens um kausale Gesetzmäßigkeiten zu gelangen. Eigenwirkung und klinischer Effekt werden häufig in unzulässiger Weise als identisch oder zumindest in gleicher Richtung verlaufend angesehen. Die neuroleptische „Dämpfung" wird hierbei etwa als ausschlaggebend für die pharmakogene Remission einer akuten, mit emotionaler Spannung und produktiver Symptomatik einhergehenden schizophrenen Psychose gedeutet. Solche Anschauungen sind dem unzulässig ausgeweiteten Begriff des „Tranquilizers" verhaftet. Der „antipsychotische" Effekt der Neuroleptika geht jedoch über eine reine Dämpfung hinaus. Die Sedierung ist nie das endgültige Hauptziel der Neurolepsie, so sehr sie auch einmal bei einem akuten Erregungszustand vorübergehend im Vordergrund der Indikationsstellung stehen kann.

Sieht man vom Clozapin (Leponex®) ab, so bietet sich als Einteilungsschema praktisch verwendbarer Art für die Neuroleptika auch die „neuroleptische Potenz" an. Haase (1954) hat sie auf die Dosis bezogen, mit der die „neuroleptische Schwelle" überschritten werden kann. Je niedriger diese Schwellendosis ist, um so höher ist die neuroleptische Potenz einer Substanz. Es ist allerdings zu berücksichtigen, daß es eine interindividuell gleichartige quantitative psychomotorische Reaktion auf bestimmte neuroleptische Dosierungen nicht gibt. Die individuelle Reagibilität kann um den Faktor 10 variieren, so daß bei verschiedenen Patienten sehr unterschiedliche Dosierungen angewendet werden müssen, um den gleichen Effekt auf die extrapyramidale Motorik zu erzielen.

Chemische Einteilung der Neuroleptika

Unter chemischen Gesichtspunkten sind folgende Neuroleptika-Gruppen zu unterscheiden:

1. trizyklische Neuroleptika (Phenothiazin-Derivate, Thioxanthen-Derivate, Dibenzoepine)
2. Butyrophenon-Derivate und Diphenylbutylpiperidine
3. Rauwolfia-Alkaloide und ähnliche Substanzen (Indol-Derivate)
4. Benzamide

Trizyklische Neuroleptika

Abb. 1 gibt die typische Formel eines trizyklischen Neuroleptikums (ähnlich trizyklische Antidepressiva) wieder. Am trizyklischen Ringgerüst findet sich in Dreier-Stellung ein Ringsubstituent (z. B. Chlor beim Chlorpromazin = Megaphen®, in der Bundesrepublik Deutschland nicht mehr im Handel), die Propylseitenkette schließt mit basischen Substituenten ab, sie kann durch einen Piperazin- oder Piperidin-Ring verlängert werden. Wenn Substitutionen am Ringgerüst oder an der Seitenkette vorgenommen werden, ändern sich die Wirkungsqualitäten der betreffenden Substanz. Phenothiazinderivate mit rein aliphatischer Seitenkette wirken stärker sedierend, haben im Vergleich zu den trizyklischen Neuroleptika mit Piperazinyl- oder Piperidyl-Seitenkette mehr vegetative Begleitwirkungen und sind im Tierversuch schwächer kataleptisch wirksam. Dem entspricht eine im Vergleich zu den piperazinylsubstituierten Neuroleptika geringere antipsychotische Wirksamkeit. Trizyklische Neuroleptika, die eine durch einen Piperidinring verlängerte Seitenkette aufweisen (z. B. Thioridazin = Melleril®, Periciazin = Aolept®), haben eine beruhigende, dämpfende Wirksamkeit mittleren Grades.

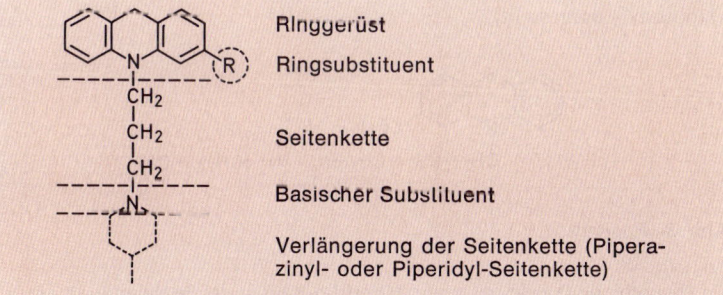

Abb. 1 Chemische Grundkonstitution eines trizyklischen Neuroleptikums (ähnlich trizyklische Antidepressiva)

Trizyklische Neuroleptika mit einem Piperazin-Ring in der Seitenkette sind stark antipsychotisch wirksam, haben eine ausgeprägte Affinität zu den extrapyramidalen Stammhirnganglien und haben eine relativ geringe vegetative Begleitsymptomatik (z. B. Perphenazin = Decentan®, Fluphenazin = Lyogen®, Dapotum®).

Phenothiazin-Derivate mit **aliphatischer** Seitenkette sind:

❖ Promazin	Protactyl®
❖ Levomepromazin	Neurocil®, Tisercin®
❖ Promethazin	Atosil®, Eusedon mono®
❖ Triflupromazin	Psyquil®

In Abb. **2** ist als Beispiel eines trizyklischen Neuroleptikums mit aliphatischer Seitenkette Triflupromazin (Psyquil®) dargestellt.

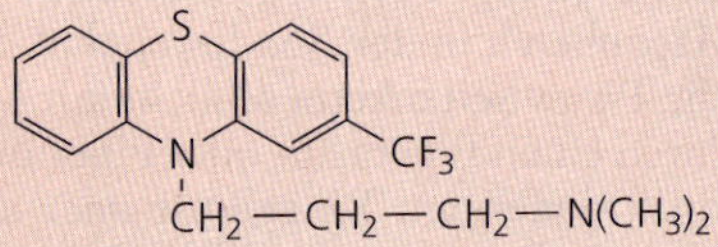

Abb. 2   Triflupromazin

Phenothiazin-Derivate mit einem **Piperazin-Ring** in der Seitenkette sind:

❖ Perazin	Taxilan®
❖ Perphenazin	Decentan®
❖ Fluphenazin	Lyogen®, Dapotum®
❖ Trifluperazin	Jatroneural®

In Abb. **3** ist als Beispiel eines Phenothiazin-Derivates mit einem Piperazin-Ring in der Seitenkette die Formel von Fluphenazin (Lyogen®, Dapotum®) dargestellt.

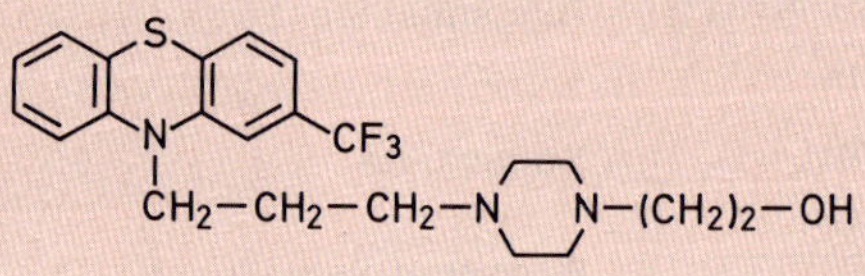

Abb. 3   Fluphenazin

Ein Phenothiazin-Derivat mit einem **Piperidin-Ring** in der Seitenkette ist:

❖ Thioridazin   Melleril®

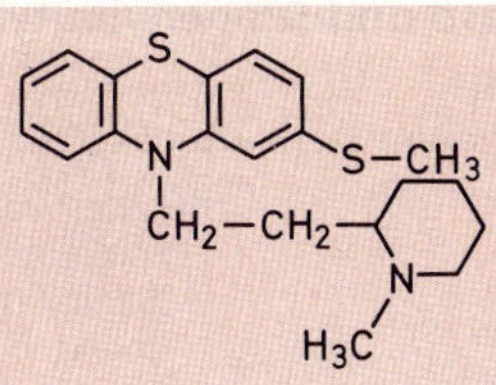

Abb. 4 Thioridazin

Trizyklische Neuroleptika aus der Gruppe der **Thioxanthen-Derivate** sind:

❖ Chlorprothixen   Taractan®, Truxal®
❖ Clopenthixol   Ciatyl®
❖ Flupentixol   Fluanxol®

In Abb. 5 ist die Formel des häufig angewandten Chlorprothixen als Beispiel dieser Gruppe abgebildet.

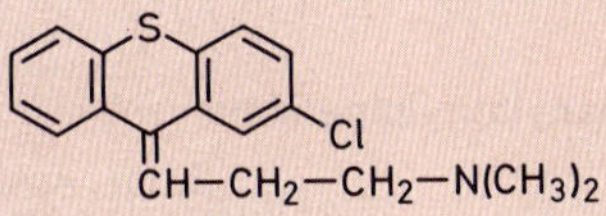

Abb. 5 Chlorprothixen

Eine Sonderstellung nimmt das trizyklische Neuroleptikum Clozapin = Leponex® ein, das (s. Abschnitte Pharmakologie und Biochemie) zwar eine ausgeprägte sedierende und antipsychotische Wirkung bei schizophrenen Psychosen hat, im Tierversuch jedoch die üblichen pharmakologischen Wirkungskriterien (Katalepsie, Anti-Apomorphin-Wirkung, Anti-Amphetamin-Wirkung) vermissen läßt. Seine Formel ist in Abb. 6 dargestellt.

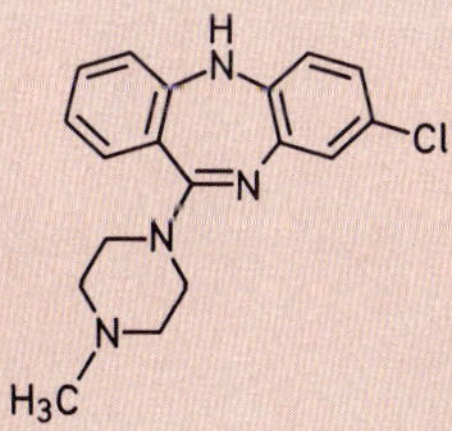

Abb. 6 Clozapin

Butyrophenon-Derivate und Diphenylbutylpiperidine

Zur Gruppe der **Butyrophenon-Derivate** gehören:

❖ Haloperidol	Haldol® Janssen
❖ Pipamperon	Dipiperon®
❖ Benperidol	Glianimon®
❖ Trifluperidol	Triperidol®
❖ Melperon	Eunerpan®

In Abb. 7 ist die Konstitutionsformel des am meisten angewandten Butyrophenon-Derivates Haloperidol wiedergegeben.

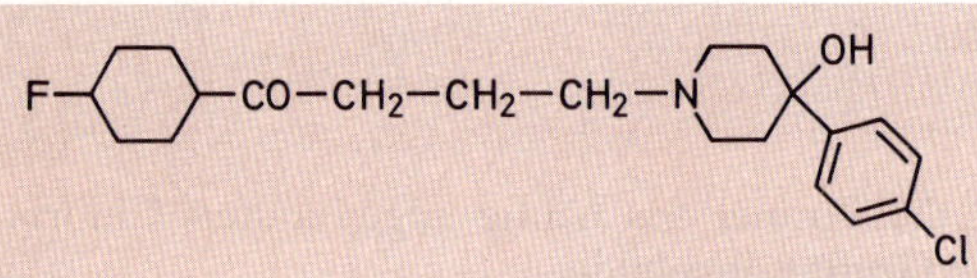

Abb. 7   Haloperidol

Zur Gruppe der **Diphenylbutylpiperidine** gehören:

❖ Pimozide	Orap®, Antalon®
❖ Fluspirilene	Imap® (s. Depot-Neuroleptika S. 45 ff.).

Benzamide

Sulpirid = Dogmatil® ist ein strukturchemisch eigenständiges schwaches Neuroleptikum. Konstitutionsformel s. Abb. **8.**

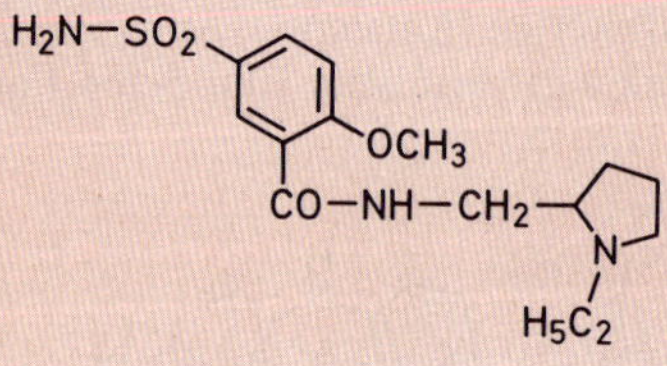

Abb. 8   Sulpirid

Klinische neuroleptische Therapie

Die neuroleptische Therapie psychischer Erkrankungen entwickelte sich zunächst unter dem Gesichtspunkt der Dämpfung von schizophrener und manischer Erregtheit. Sehr bald stellte sich heraus, daß die therapeutische Zielsetzung wesentlich erweitert werden konnte. Über die in zahlreichen Fällen von psychomotorischer Erregung erwünschte Sedierung hinaus tritt unter der Einwirkung neuroleptischer Substanzen eine Neutralisierung schizophrener Symptome, wie Sinnestäuschungen, Wahnphänomene, Ich-Störungen und Verhaltensabweichungen, ein. Die Erzeugung eines akinetisch-abulischen Syndroms (Flügel u. Bente 1956) ist für diesen Behandlungseffekt nicht notwendig. Es kommt dabei zu einer Herabsetzung des Antriebsniveaus, die Psychomotorik wird erheblich eingeschränkt. Das akinetisch-abulische Syndrom hat wohl am meisten dazu beigetragen, das Schlagwort von der „chemischen Zwangsjakke" aufkommen zu lassen. Ziel der neuroleptischen Therapie ist jedoch nicht der energetisch reduzierte, bewegungsarme Patient, sondern der kontaktbereite und zur Kommunikation fähige, von schizophrenen Krankheitssymptomen befreite Mensch, der den Anforderungen der sozialen Rollen wieder gewachsen ist, die für alle anderen Menschen ebenfalls relevant sind. Seine Lebensqualität soll nicht beeinträchtigt sein.

Bei der *Indikationsstellung* zur neuroleptischen Pharmakotherapie schizophrener Psychosen hat sich die von Freyhan (1957) vorgeschlagene „doppelte Buchführung" bewährt. Danach richtet der Therapeut die Auswahl des Medikamentes und der Dosierung sowohl an den symptomatologischen Gegebenheiten wie auch an der nosologischen Klassifizierung eines Krankheitsbildes aus. Ein Zustandsbild, das durch völlige Bewegungslosigkeit, durch Fehlen jeglichen Umgebungskontaktes und durch Mutismus gekennzeichnet ist, sollte zunächst nach der nosologischen Zugehörigkeit zum schizophrenen oder zum depressiven Formenkreis mit einem Neuroleptikum oder einem Antidepressivum therapiert werden. Die Differentialdiagnose, die aus der Vorgeschichte, aus der affektiven Befindlichkeit und den Ausdrucksqualitäten des bestehenden Syndroms zu stellen ist, sollte bei Beginn der Therapie über die Wahl der Substanzgruppe entscheiden. Beim Versagen der nach diesen Richtlinien gewählten Therapie sollte allerdings auch eine „paradoxe" Psycho pharmakawahl erwogen werden (Klieser 1990). Über die nosotypische Beurteilung hinaus folgt aus einer syndromatologischen Beurteilung, daß ein Psychopharmakon für die Therapie gewählt wird, das nicht durch dominierende sedierende Eigenschaften gekennzeichnet ist, sondern durch eine starke neuroleptische bzw. thymoleptisch-stimulierende Potenz. Psychomotorische Dämpfung ist in einem derartigen Falle kein angemessenes Therapieziel, es kommt darauf an, den stuporösen Zustand aufzulockern.

Dynamische Gesichtspunkte sind für Indikationsstellung und Erfolgsaussichten der neuroleptischen Therapie schizophrener Psychosen von
großer Wichtigkeit. Psychotische Syndrome, die durch lebhafte emotionale Bewegtheit, Symptomreichtum, lebendige Auseinandersetzung mit
der eigenen Erkrankung und der Umwelt gekennzeichnet sind, reagieren
auf die neuroleptische Pharmakotherapie erfahrungsgemäß wesentlich
günstiger als solche Krankheitsbilder, die gleichsam ausgebrannt, torpi-
de, symptomarm und emotional erstarrt sind. Die ausgeprägte „dynamische Unstetigkeit" ist ein prognostisch wesentlich günstigeres Zielsyndrom bei schizophrenen Psychosen als die „dynamische Entleerung"
(Janzarik 1959). Unter den produktiven Symptomen sind es vor allem
paranoide und halluzinatorische Phänomene, die der neuroleptischen
Einwirkung gut zugänglich sind.

Generell läßt sich sagen, daß produktive schizophrene Symptome wie
Beeinträchtigungswahn, paranoide Beziehungserlebnisse, Wahnwahrnehmungen, Wahnstimmung, akustische Halluzinationen und Halluzinationen auf anderen Sinnesgebieten (Plus-Symptome) unter der Therapie mit starken Neuroleptika innerhalb weniger Wochen gut beeinflußbar sind. Grundsätzlich anders sind die Ergebnisse der Neuroleptikatherapie bei den nicht produktiven schizophrenen Symptomen, wie Veränderungen der Affektivität, der Psychomotorik, der Kontaktfähigkeit, des
formalen Denkablaufes und des Leistungsgefühls (Minus-Symptome).
Von Crow ist dieses Syndrom als Schizophrenie-Typ II von dem sym-
ptomproduktiven, affektiv bewegten Typ I unterschieden worden. Hier
ergeben sich für *alle* neuroleptisch wirksamen Substanzen wesentlich
ungünstigere Behandlungsresultate als bei den paranoiden und halluzi-
natorischen Symptomen schizophrener Psychosen. Abnorme Kontaktar-
mut, Denkhemmung, Einengung des Denkens, Konzentrationsstörungen, flüchtiges Denken, Insuffizienzgefühl, Affektstarrheit, Affektlahm-
heit, läppische Verstimmung, Gereiztheit und eckig-ungraziöse Psychomotorik sind durch die Neurolepsie in wesentlich geringerem Maße,
zum Teil überhaupt nicht, beeinflußbar. Im Rahmen einer längerfristigen
neuroleptischen Therapie können jedoch auch hinsichtlich dieser Symptome Besserungen erzielt werden. Dabei besteht weiter die Möglichkeit
einer neuroleptisch-antidepressiven Kombinationsbehandlung, bei der
Phänomene der psychomotorischen Hemmung, der affektiven Starrheit
und der Einengung des Denkens sowie Konzentrationsstörungen gebessert werden können. Die Notwendigkeit der Beschäftigungs- und Ar-
beitstherapie, der milieutherapeutischen und psychotherapeutischen Beeinflussung im weitesten Sinne wird an dieser Stelle besonders deutlich.
Die neuroleptische Pharmakotherapie bedarf auch nach dem Abklingen
produktiver schizophrener Symptome der Ergänzung durch diese genannten Behandlungsmaßnahmen, damit es nicht zur sozialen Abkapselung, intentionalen Verarmung und affektiven Verödung kommt. Es wäre

auch ein Irrtum, die Gesamtheit der nach mehrwöchiger neuroleptischer Therapie persistierenden Einzelmerkmale als spontan oder als therapeutisch unveränderbaren Defekt anzusehen. Therapeutischer Nihilismus ist völlig unangebracht. Andererseits lassen die gezeigten Unterschiede in der Reagibilität verschiedener psychotischer Symptome gegenüber der neuroleptischen Einwirkung die auch in späteren Verlaufsabschnitten zu Tage tretende Tendenz der Erlebens- und Befindlichkeitsgestaltung bei vielen schizophrenen Kranken erkennen. Werden Patienten in diesem Zustand in ihre häuslichen und beruflichen Spannungsfelder entlassen, so treffen sie mit verminderter sozialer Leistungs- und Durchsetzungsfähigkeit auf Anforderungen, denen sie möglicherweise nicht gewachsen sind. Die Entlassung aus der Klinik, das therapeutische Regime beim Übergang aus klinischer zu ambulanter Behandlung und die Belastung des entlassenen Patienten durch familiäre und berufliche Aufgaben müssen so gestaltet werden, daß seiner nicht selten verminderten Leistungspotenz Rechnung getragen wird (s. ambulante Erhaltungstherapie). Wird diese Notwendigkeit nicht berücksichtigt, so ist mit psychotischen Dekompensationen oder mit ernsthaften Suizidversuchen zu rechnen.

Indikationen

Folgende Krankheitsbilder lassen eine Therapie mit Neuroleptika angezeigt erscheinen:

— Katatonie
— Paranoid-halluzinatorische Schizophrenie
— Hebephrenie
— Schizophrenia simplex
— Schizophrener Defekt
— Postremissives Erschöpfungssyndrom
— Schizo-affektive Psychosen (Mischpsychosen)
— Involutionsdepression, agitierte Depression
— Manie
— Zwangssyndrom („Zwangsneurose")
— Delirium tremens
— Alkoholhalluzinose
— Paranoid-halluzinatorisches Syndrom bei zerebraler Arteriosklerose und intrakranialen Tumoren
— Seniler Beeinträchtigungswahn
— Verhaltensstörungen bei hirnorganischen Psychosyndromen
— Kontaktmangelparanoid

Die in den psychiatrischen Lehrbüchern häufig zu findende Gliederung schizophrener Psychosen nach Krankheitstypen (Katatonie, paranoid-halluzinatorische Schizophrenie, Hebephrenie, Schizophrenia simplex) erlaubt eine orientierende Grobeinteilung neuroleptischer Indikations-stellung. Die genannten Syndrome sind keine Krankheitseinheiten, son-dern Formen schizophrenen Krankseins, die in der „Schizophrenie-Kar-riere" desselben Menschen zeitlich hintereinander auftreten können, von denen sich jedoch auch jeweils Elemente gemischt in einem Quer-schnittsbild finden lassen. Da es eine spezifische Indikation für die Neu-rolepsie nicht gibt, stellen auch diese schizophrenen Krankheitstypen nicht jeweils fest umrissene, gleichsam obligatorische Zielsyndrome für bestimmte Neuroleptika dar; es ist jedoch möglich, bestimmten Syndro-men diejenigen Substanzen zuzuordnen, deren Anwendung am ehesten Erfolg erwarten läßt.

Katatonie

Bei katatonen schizophrenen Zustandsbildern, die in ihrer schweren Ausprägung heute nur noch recht selten vorkommen, ist wegen der häufig gleichzeitig bestehenden Störung der Nahrungs-und Flüssigkeits-aufnahme, in deren Folge es zur Exsikkose und Elektrolytverschiebung kommen kann, und der immobilitätsbedingten körperlichen Folgen eine sofortige zielgerichtete, intensive psychiatrische Therapie erforderlich.

Man unterscheidet den katatonen Erregungszustand mit der Mög-lichkeit des wilden Tobens vom katatonen Stupor mit völliger Bewe-gungslosigkeit und Sprachlosigkeit (Mutismus). Die katatone Erregung kann sich in der lebensgefährlichen Form der febrilen oder perniziösen Katatonie manifestieren, die auch heute noch trotz intensivmedizinischer Behandlung der Patienten tödlich verlaufen kann. Bei dieser schweren Verlaufsform der Katatonie ist die neuroelektrische Therapie (NET) in Blockform als lebensrettende Maßnahme unbedingt durchzuführen (Fink 1979). Ein wesentlicher Vorteil der neuroelektrischen Therapie ist auch, daß es unter ihrer Anwendung nicht zur Ausbildung von extrapy-ramidalen Bewegungsstörungen kommt. Unter neuroleptischer Thera-pie können katatone Patienten extrapyramidale Nebenwirkungen ent-wickeln, die differentialdiagnostisch kaum von den originären psychoti-schen Motilitätsstörungen abzugrenzen sind (sog. katatones Dilemma, Brenner u. Rheuban 1978). Wegen dieser möglichen Entscheidungs-schwierigkeiten sollte bei der neuroleptischen Behandlung von katatonen Stuporzuständen gleichzeitig ein Anticholinergikum wie Biperiden (Aki-neton®) in einer Dosierung von 2×4 mg pro Tag verabreicht werden. Bei bekannter Neuroleptika-Empfindlichkeit sollte der Einsatz von Clo-zapin (Leponex®) als Mittel der ersten Wahl erwogen werden.

Neuroleptika-Anwendung bei katatoner Hypermotilität:

Starke und sehr starke Neuroleptika mit ausgeprägter psychomotorischer Sedierungspotenz, z. B.

Buteridol®	Haloperidol	20–80 mg tgl.	
Duraperidol®	Haloperidol	20–80 mg tgl.	
Haldol® Janssen	Haloperidol	20–80 mg tgl. max. 100 mg tgl.	i. m., i. v. per os
Haloperidol ratiopharm®	Haloperidol	20–80 mg tgl.	i. m., i. v.
Haloperidol Stada®	Haloperidol	20–80 mg tgl.	
Haloperidol-Gry®	Haloperidol	20–80 mg tgl.	i. m., i. v.
Sigaperidol®	Haloperidol	20–80 mg tgl.	i. m., i. v.
Haloperidol-Rotexmedica	Haloperidol	20–80 mg tgl.	i. m., i. v.
Glianimon®	Benperidol	6–12 mg tgl.	i. m., i. v.
Decentan®	Perphenazin	100 mg tgl. oder 30–80 mg	per os i. v.
Dapotum® acutum, Lyogen®	Fluphenazin	max 60 mg tgl. in Einzeldosen von 10–20 mg	i. m., i. v.

Haloperidol-Gry®, Sigaperidol®, Haldol® Janssen: Wo es auf raschen Wirkungseintritt ankommt, sollte die intravenöse Gabe der Mittel bevorzugt werden. Dabei sollten nicht mehr als 20 mg langsam als Einzeldosis injiziert werden. Kurzfristig sind auch hier orale Tagesdosen von 100 mg vertretbar. In manchen Fällen ist die orale Applikation als Tropfen (10 Tr. = 1 mg Haldol® Janssen) vorteilhaft.

Glianimon® ist ein sehr starkes Neuroleptikum, das deutliche extrapyramidale Begleitwirkungen hervorrufen kann. Es hat außerdem eine stark dämpfende Wirkung, die bei katatonen Erregungszuständen von Vorteil ist. In geringerem Umfange ruft es hypotone Dysregulationen hervor. Wegen der starken neuroleptischen Effektivität können die mg-Dosen pro Tag relativ niedrig sein.

Decentan®: Die psychomotorische Sedierungswirkung und auch die antipsychotische Potenz dieses starken Neuroleptikums machen die hochdosierte Anwendung aussichtsreich (s. o.). Eine solche Dosis sollte für 2–3 Tage aufrechterhalten werden, danach sollte der Versuch der Dosisreduktion gemacht werden. Der Übergang von der parenteralen zur oralen Medikation bei Beibehaltung der Dosis bedeutet bereits eine solche Dosisreduktion. Die parenterale neuroleptische Medikation ist um etwa ein Drittel wirksamer als die orale. Dies gilt auch für andere Neuroleptika.

Dapotum® acutum, Lyogen® wirkt bei katatonen Psychosen ebenfalls günstig. Wegen der Möglichkeit, bei intravenöser Fluphenazingabe venöse Reizzustände hervorzurufen, ist es sinnvoll, die Injektionslösung mit Kochsalz zu verdünnen.

Die genannten Neuroleptika können bei katatonen Schizophrenien in vorteilhafter Weise mit Tranquilizern kombiniert werden. Die intravenöse Gabe von Lorazepam (Tavor®) scheint stärker als die anderer Tranquilizer auf Stuporzustände einzuwirken, ohne daß der Wirkmechanismus bisher geklärt ist. Valium® ist ein Tranquilizer mit stark sedierenden Eigenschaften (s. Tranquilizer S. 136 ff.). Es hat keine antipsychotischen Eigenschaften, unterstützt jedoch bei katatoner Erregung die dämpfenden Wirkungen der Neuroleptika. Die Injektion hat langsam zu erfolgen, um Blutdruckabfall und Atmungsdepression zu vermeiden.

Die Injektion sollte bei Tranquilizern allgemein wegen der Möglichkeit des Atemstillstandes langsam erfolgen.

Daß die sedierende Eigenwirkung nicht mit dem antipsychotischen Effekt der Neuroleptika identisch ist, wird aus der Erfahrung deutlich, daß starke bzw. sehr starke Neuroleptika wie Decentan® oder Glianimon® bei *kataton-stuporösen Zustandsbildern* eine gute therapeutische Wirksamkeit haben. Hier kommt es nicht auf eine äußere psychomotorische Dämpfung an; es soll vielmehr eine hochgradige innere Gespanntheit gelöst werden. Die bei solchen Syndromen anzuwendenden Höchstdosen liegen im Durchschnitt um etwa ein Drittel niedriger als bei der katatonen Exzitation. Mit Decentan® und Glianimon®, aber auch mit anderen starken und sehr starken Neuroleptika, die hier anzuwenden sind, kann die neuroelektrische Therapie (NET) kombiniert werden. Auch hier ist die Blockform indiziert, tägl. maximal 2–3 elektrotherapeutische Applikationen bis zur Durchbrechung des Stupors.

Tranquilizer, die die Wirkung der Neuroleptika unterstützen:

Tavor pro injectione®	Lorazepam	3 × 2 mg tgl.	i. v.
Tavor®	Lorazepam	3 × 2,5 mg tgl.	per os
Valium®	Diazepam	max. 60–80 mg in Einzeldosen von 10–20 mg	i. m., i. v.

Paranoid-halluzinatorische Schizophrenie

Die hier zu subsumierenden schizophrenen Syndrome sind wesentlich häufiger als die Katatonien. Sie sind symptomatologisch außerordentlich mannigfaltig. Beziehungswahn, Verfolgungswahn, Halluzinationen (vor allem akustische und haptische), Wahnstimmung, Wahnwahrnehmungen, das Gefühl des Gemachten auf dem Gebiet des Fühlens und Wollens, der Strebungen und der Triebe, Gedankeneingebung, Gedankenlautwerden und Gedankenausbreitung gehören ebenso wie Angst- und Erregungszustände, aber auch abnorme Glücksgefühle, zu diesen Syndromen. Es kann zu autistischen Abkapselungstendenzen, Aggressions-

Psychomotorisch dämpfende Präparate bei lebhaften affektiven Entäußerungen im Rahmen paranoid-halluzinatorischer Schizophrenien:

Taxilan®	Perazin	100–600 mg tgl.	per os
Melleril®	Thioridazin	200–600 mg tgl.	per os
Ciatyl-Z® Acuphase	Zuclopenthixolacetat	50–150 mg alle 3 Tage	i. m.
Nipolept®	Zotepin	75–150 mg tgl.	per os
Ciatyl®	Clopenthixol	30–150 mg tgl.	per os
Psyquil®	Triflupromazin	50–200 mg tlg.	per os
Leponex®	Clozapin*	100–600 mg tgl.	per os

* Wegen des erhöhten Agranulocytose-Risikos soll Clozapin nur angewandt werden, wenn andere Neuroleptika sich als nicht ausreichend wirksam oder wegen erheblicher extrapyramidaler Nebenwirkungen als nicht einsetzbar erwiesen haben und gleichzeitig eine Kontrolle des weißen Blutbildes (in den ersten 18 Wochen wöchentlich und danach 4wöchentlich) erfolgt.

handlungen gegen vermeintliche Verfolger und zu verschrobenen, sonderlinghaften Verhaltensweisen kommen. Die affektiven Beziehungen des Kranken zu seiner Umwelt können erkalten, er ist nicht mehr in der Lage, den Rollenanforderungen in Familie, Beruf und sonstiger Umwelt gerecht zu werden. Die Auswahl des anzuwendenden neuroleptischen Präparates und seine Dosierung richten sich nach den dominierenden dynamischen Gegebenheiten des zu behandelnden schizophrenen Syndroms.

Es muß in jedem Falle versucht werden, mit der antipsychotisch wirksamen Mindestdosis auszukommen, um Nebenwirkungen zu vermeiden oder ihr Ausmaß möglichst gering zu halten. Die angegebenen neuroleptischen Dosierungsbereiche variieren deshalb erheblich. Es sollte einerseits nicht von vornherein die angegebene Höchstdosis appliziert werden, andererseits kann diese auch einmal überschritten werden.

Es ist nicht möglich, eine grundsätzliche Rangfolge der anzuwendenden Präparate anzugeben. Die Auswahl ist verwirrend groß, der Arzt sollte sich zur Regel machen, aus jeder Gruppe der Neuroleptika ein oder zwei Präparate auszuwählen, mit denen er den Anforderungen an sein neuroleptisches Arsenal gerecht werden kann. Auf diese Weise erwirbt er sich Sicherheit in bezug auf die Indikationsstellung zur Neurolepsie und vor allem auch in der Kenntnis der Begleitwirkungen, die für den Rehabilitationserfolg der psychiatrischen Therapie genauso wichtig sind wie die eigentliche antipsychotische Wirksamkeit der angewandten Psychopharmaka (nebenwirkungsgeleitete Therapie). Letztlich ist nicht die Beseitigung eines psychopathologischen Symptoms oder Syndroms das Hauptkriterium der geglückten Therapie, sondern die wiederhergestellte Fähigkeit des Behandelten, sein Leben selbstverantwortlich in der Familie und in einer befriedigenden beruflichen Tätigkeit bei normalen sozialen Kontakten zu führen. Es ist durchaus einmal möglich, daß trotz

Starke Neuroleptika bei paranoid-halluzinatorischen Schizophrenien:

Starke Neuroleptika			
Risperdal	Risperidon	2 – 8 mg tgl.	per os
Decentan®	Perphenazin	16 – 64 mg tgl.	per os
Haldol® Janssen	Haloperidol	5 – 60 mg tgl.	per os
Lyogen®, Dapotum®	Fluphenazin	6 – 24 mg tgl.	per os
Fluanxol®	Flupenthixol	2 – 6 mg tgl.	per os
Glianimon®	Benperidol	1 – 6 mg tgl.	per os
Impromen®, Tesoprel®	Bromperidol	5 – 10 mg tgl.	per os
Triperidol forte®	Trifluperidol	1,5 – 8 mg tgl.	per os
Orap®*, Antalon®	Pimozid	4 – 10 mg tgl.	per os
Nicht sedierende Neuroleptika			
Dogmatil®, Meresa®, Neogama®, Arminol®	Sulpirid	300 – 700 mg tgl.	

* Da Orap® eine 24stündige Wirkung hat, kann die Gesamtdosis in *einer* Verabreichung gegeben werden.

der neuroleptischen Therapie noch das eine oder andere schizophrene Symptom, z. B. gelegentliche Sinnestäuschungen oder ein Residualwahn, zurückbleibt, daß die Tolerierung und entsprechende therapeutische Verarbeitung dieses Einzelphänomens für den Patienten jedoch günstiger ist als eine langfristige maximale neuroleptische Therapie, die nur um den Preis zu starker extrapyramidaler Begleitwirkungen oder zu starker Sedierung durchgeführt werden könnte.

Reine Halluzinosen schizophrener Provenienz sind gegenüber der Neurolepsie sehr therapieresistent. Die größte Aussicht auf Erfolg hat die Anwendung von sehr starken Neuroleptika.

Hier sind unter Umständen höhere Dosierungen erforderlich, die im oberen Drittel der angegebenen Dosierungsbereiche liegen (s. Tab. 4, S. 75 ff.).

Einsetzbare Neuroleptika bei **Halluzinosen schizophrener Provenienz:**

❖ Orap® (forte), Antalon®   (Pimozid)
❖ Triperidol®   (Trifluperidol)
❖ Glianimon®   (Benperidol)
❖ Lyogen®   (Fluphenazin)
❖ Dapotum®   (Fluphenazin)

Schizophrene Psychosen mit ausgebauten Wahnsystemen bei gut erhaltener Persönlichkeit sind häufig ebenfalls nur schwer neuroleptisch zu beeinflussen. Es sollten zunächst Therapieversuche mit hochpotenten

Neuroleptika in Dosierungen unternommen werden, bei denen der Patient keine extrapyramidal-motorischen Nebenwirkungen entwickelt. Bei Therapieresistenz sollte ein Behandlungsversuch mit einem atypischen Neuroleptikum wie Risperdal® (Risperidon), Leponex® (Clozapin) oder mit Nipolept® (Zotepin) durchgeführt werden. Diese Präparate haben sich bei therapieresistenten Psychosen in klinischen Prüfungen den Standardbehandlungen als überlegen erwiesen (Kane et al. 1988).

Hebephrenie

Hebephrene Prozesse gehören zu den prognostisch am ungünstigsten zu beurteilenden schizophrenen Erkrankungsformen. Sie beginnen häufig in der Pubertät oder Präpubertät, die durch sie bedingten Erlebens- und Verhaltensstörungen werden oft zunächst als kindliche bzw. jugendliche Entwicklungsstörungen und überschießende pubertäre Reaktionen fehlgedeutet.

Die Symptome können stark variieren, von autistisch-torpiden Bildern bis zu zumindest zeitweise relativ symptomreichen, produktiven Syndromen sind Übergänge möglich. Entsprechend hat sich der Therapeut einzustellen. Auch hier ist die „doppelte Buchführung" angebracht, die Tatsache, daß die Diagnose Hebephrenie gestellt werden muß, hat nicht die Wahl eines bestimmten Neuroleptikums oder auch nur einer bestimmten Neuroleptika-Gruppe zur Folge. Stehen emotionale Verstörtheit und Aufgewühltheit, Angst, Trauer und Verzweiflung im Vordergrund, was zumindest zeitweise auch einmal bei hebephrenen Prozessen der Fall sein kann, so sind milde Neuroleptika angezeigt:

Milde Neuroleptika bei emotionaler Verstörtheit im Rahmen hebephrener Prozesse:

Melleril®	Thioridazin	100–300 mg tgl.	per os
Truxal®, Taractan®	Chlorprothixen	150–250 mg tgl.	per os
Dogmatil®, Arminol®, Meresa®, Neogama®	Sulpirid	300–500 mg tgl.	per os.

Die sedierende Wirksamkeit derartiger Substanzen kann dazu verhelfen, den aufgrund seiner Psychose in eine schwierige Situation gegenüber der Umwelt Geratenen in einen Zustand der Entspannung zu bringen, der zusammen mit der räumlichen Distanzierung von der Umwelt durch die Aufnahme in die Klinik einen belastenden Konflikt entaktualisiert.

Steht die emotionale Versandung, die eigenbrötlerische Abkapselung von der Umwelt, die wahnhaft-verschrobene Hinwendung zu abseitigen gedanklichen Inhalten im Vordergrund, so ist die Anwendung anderer Neuroleptika zu empfehlen:

Neuroleptika bei eigenbrötlerischer Abkapselung von der Umwelt:

Starke Neuroleptika			
Risperdal®	Risperidon	2–6 mg tgl.	per os
Jatroneural®	(Trifluperazin)	2–4 mg tgl.	per os

Sehr starke Neuroleptika			
Lyogen®	(Fluphenazin)	3–6 mg tgl.	per os
Dapotum®	(Fluphenazin)	3–6 mg tgl.	per os
Fluanxol®	(Flupentixol)	5–10 mg tgl.	per os
Orap®, Antalon®	(Pimozid)	1–3 mg tgl.	per os

Die Dosierungen sollten zunächst niedrig sein und sich im unteren Drittel der in den Tab. 3 und 4 (S. 73 ff., 75 ff.) angegebenen Dosierungsbereiche halten. Werden die Patienten durch ausgeprägte extrapyramidale Nebenwirkungen beeinträchtigt, so sollte auf die Anwendung von hochpotenten Neuroleptika verzichtet werden und zunächst ein Therapieversuch mit Taxilan® (Perazin) in einer Dosis von 100–600 mg täglich gemacht werden. Liegt eine abnorm hochgradige Neuroleptikaempfindlichkeit vor, sollte unter sorgfältiger Überwachung des weißen Blutbildes Leponex® (Clozapin) in einer Dosis von 100–400 mg täglich angewandt werden. Patient, Angehörige und Therapeut müssen bei hebephrenen Syndromen besonders viel Geduld aufbringen und dürfen die Behandlungsdauer bzw. zunächst die Wirkungslatenz der Neurolepsie nicht zu kurz bemessen. Es dauert unter Umständen mehrere Monate, bis sich wesentliche therapeutische Erfolge einstellen.

Schizophrenia simplex

Diese schizophrene Krankheitsform erhält ihr spezifisches Aussehen durch einen chronischen Verlauf, Armut an produktiven Symptomen und durch das Dominieren autistischer Abkapselungstendenzen, emotionaler Einengung, Antriebsverarmung und Leistungsherabsetzung (Typ-II-Schizophrenie). Es wurde bereits ausgeführt, daß gerade diese Symptome durch eine neuroleptische Therapie nur mit Einschränkung beeinflußbar sind. Demgemäß ist auch die neuroleptische Therapieprognose bei Kranken mit Schizophrenia simplex nicht so gut wie bei paranoid-halluzinatorischen Schizophrenien. Die Anwendung von starken und sehr starken Neuroleptika in niedriger Dosierung (unteres Drittel der in den Tab. 3 und 4 [S. 73 ff., 75 ff.] angegebenen Dosisbereiche) ist erfahrungsgemäß angezeigt: Die therapeutischen Erfolgsaussichten können durch eine Kombination mit antriebssteigernden Antidepressiva

(z. B. Pertofran® = Desipramin, Nortrilen® = Nortriptylin) verbessert werden. Die tägliche Thymoleptika-Dosierung kann 50–100 mg per os betragen. In diesen Fällen sollte nach 13 Uhr kein stimulierendes Antidepressivum mehr gegeben werden, damit der Nachtschlaf nicht gestört wird. In den Fällen, in denen die Antriebsverarmung das psychotische Bild prägt, kann auch einmal eine thymoleptische Medikation allein, ohne neuroleptische Ergänzungstherapie, durchgeführt werden. Es muß jedoch die Möglichkeit einer *Symptomprovokation* (S. 90) beachtet werden. Antidepressiva provozieren nicht selten in charakteristischer Weise bei torpiden, symptomarmen schizophrenen Prozessen Wahnphänomene, Sinnestäuschungen, Ich-Störungen und ausgeprägte Affektschwankungen. Zu solchen Symptomprovokationen kann es auch dann kommen, wenn ein depressiv gefärbtes, antriebsarmes Bild, das nosologisch in den schizophrenen Formenkreis gehört, als solches jedoch nicht erkannt wurde, thymoleptisch-antidepressiv therapiert wird. In solchen Fällen muß die Thymolepsie eingestellt oder erheblich reduziert werden, die Neurolepsie muß dann der dominierende therapeutische Faktor werden.

Bei der Schizophrenia simplex ist neben der Pharmakotherapie die Beschäftigungs-, Arbeits- und Milieutherapie besonders wichtig. Sie trägt zur Verhinderung der emotionalen Veröduung, der autistischen Abkapselung und der Ausformung „defektuöser" Verhaltens- und Erlebensformen bei.

Schizophrener Defekt (Residualsyndrom)

Schizophrene Defektsyndrome sind phänomenologisch nicht einheitlich. Es bedarf z. B. in jedem Einzelfalle der Klärung, inwieweit als „Defekt" imponierende, schizophrene Residualsymptome bei jahre- oder jahrzehntelanger Anstaltsbehandlung eines Kranken als Anstaltsartefakte anzusehen sind. Tatsächlich sieht man in den Psychiatrischen Landeskrankenhäusern heute nicht mehr die früheren sogenannten katatonen Bilder, die zum Teil durch geradezu groteske und monströse Verhaltensstörungen gekennzeichnet waren. Unter dem Einfluß der Pharmakotherapie und der Vermehrung der Umweltkontakte durch Beschäftigungs-, Arbeits- und Milieutherapie sind diese Bilder verschwunden. Der weitere Ausbau der zuletzt genannten Behandlungsmaßnahmen, die die sozialen Kontakte des Patienten mit seiner Umwelt fördern sollen und die auch durch verhaltenstherapeutische Maßnahmen ergänzt werden, wird mit großer Wahrscheinlichkeit Phänomene und Auswirkungen der sogenannten Residualsyndrome schizophrener Erkrankungen weiter reduzieren. Es gibt auch jetzt noch „Anstaltsartefakte" in milderer Form, die vor allem durch negative Lernprozesse in personell und materiell ungenügend ausgestatteten psychiatrischen Heimen bedingt sind. Beim jetzigen

Stand unserer Erkenntnisse und bei der Beurteilung unserer therapeutischen Möglichkeiten in absehbarer Zukunft muß allerdings angenommen werden, daß auch weiterhin trotz aller therapeutischen kombinierten Anstrengungen mit schizophrenen Residualsyndromen gerechnet werden muß. Sie können sich im „reinen Defekt" (Huber 1961) äußern, der durch die Reduktion des energetischen Niveaus der Persönlichkeit bestimmt wird. Die betroffenen Patienten nehmen ihre vitale Tonussenkung selbst wahr, sie konstatieren ihren Antriebsverlust, die Einbuße an Durchsetzungsfähigkeit und an Kontaktmöglichkeiten und leiden erheblich darunter. Ihre Konzentrationsfähigkeit ist vermindert, die Stimmung ist beeinträchtigt. Sie fühlen sich den Aufgaben des täglichen Lebens weniger gewachsen als früher. Dieses „Weniger-können und Anderssein" ist der Pharmakotherapie nur in geringem Maße zugänglich, es kann durch eine nicht kunstgerecht angewandte Psychopharmakotherapie sogar erheblich verstärkt werden. Empfehlenswert sind die Psychomotorik kaum behindernde Neuroleptika wie Orap® und Risperdal®. Sedierende Maßnahmen sind im allgemeinen nicht sinnvoll, es kommt darauf an, durch eine milde Stimulierung mittels antidepressiver Substanzen das energetische Niveau anzuheben.

Neben dem reinen Defekt gibt es eine Fülle von schizophrenen Residualsyndromen, die durch Kontaktstörungen, affektive Kühle, Unzugänglichkeit, unangemessene Affektivität, Gemütsabstumpfung, Denkzerfahrenheit und fehlende Krankheitseinsicht charakterisiert werden. Große Schwankungen in der Art und Ausprägungsintensität der Einzelsymptome sind möglich, es können immer einmal Exazerbationen produktiver schizophrener Symptome auftreten.

Geeignete Psychopharmaka bei „reinem Defekt":

Antidepressiva			
Tagonis®, Seroxat®	Paroxetin	20– 40 mg tgl.	per os
Tofranil®	Imipramin	50–100 mg tgl.	per os
Gamonil®	Lofepramin	70–140 mg tgl.	per os
Anafranil®	Clomipramin	50–100 mg tgl.	per os
Pertofran®	Desipramin	50–100 mg tgl.	per os
Vivalan®	Viloxazin	200–400 mg tgl.	per os
Aurorix®	Moclobemid	300–600 mg tgl.	per os
Tolvin®	Mianserin	30– 60 mg tgl.	per os
Ludiomil®	Maprotilin	50–100 mg tgl.	per os
Fluctin®	Fluoxetin	20– 40 mg tgl.	per os

Mildes Neuroleptikum			
Dogmatil®	Sulpirid	100–200 mg tgl.	per os

Geeignete Neuroleptika bei sonstigen schizophrenen Residual-syndromen:

Milde Neuroleptika			
Dipiperon®	Pipamperon	80 – 160 mg tgl.	per os
Eunerpan®	Melperon	50 – 200 mg tgl.	per os
Melleril®	Thioridazin	100 – 150 mg tgl.	per os
Dominal®	Prothipendyl	80 – 240 mg tgl.	per os
Truxal®*, Taractan® *	Chlorprothixen	50 – 200 mg tgl.	per os
Dogmatil®, Arminol®	Sulpirid	150 – 300 mg tgl.	per os

Ebenfalls einsetzbare Neuroleptika			
Risperdal®	Risperidon	2 – 6 mg tgl.	per os
Taxilan®	Perazin	100 – 200 mg tgl.	per os
Psyquil®	Triflupromazin	50 – 150 mg tgl.	per os
Nipolept®	Zotepin	75 – 150 mg tgl.	per os
Orap®, Antalon®	Pimozid	2 – 4 mg tgl.	per os

* Die Hälfte davon abends ½ Stunde vor dem Einschlaftermin als hypnoleptische Dosierung.

Die neuroleptische Medikation darf in diesen Fällen nicht dazu führen, daß der Behandelte in einer seine Rehabilitation behindernden Weise sediert wird. Präparate und Dosierung müssen so ausgewählt werden, daß der Patient sich subjektiv besser fühlt und seine soziale Kommunikation gefördert wird. Die Behandlung schizophrener Residualsyndrome ist besonders schwierig und verlangt ein besonders enges Vertrauensverhältnis zwischen Patient und Arzt, in das auch die familiäre und sonstige Umgebung einbezogen werden muß. Schematisches Vorgehen ist unzweckmäßig, elastische Anpassung an die Befindensschwankungen des Patienten notwendig. Es muß darauf geachtet werden, daß die klinischen Wirkungen und die Begleitwirkungen der Neurolepsie das Residualsyndrom nicht noch verstärken. Besonders störend sind extrapyramidale, apathische und dyskognitive Begleitsyndrome der Neuroleptika-Therapie. Das dyskognitive Syndrom umfaßt Beeinträchtigungen der Konzentrationsfähigkeit, der Wahrnehmung, des Gedächtnisses und des Denkens. Dosisreduktionen oder auch das völlige Absetzen des Neuroleptikums bei guter Arzt-Patienten-Beziehung und der Möglichkeit intensiver Befindens- und Verlaufsbeobachtung müssen versucht werden.

Postremissives Erschöpfungs-Syndrom (Heinrich)

Das Abklingen der produktiven schizophrenen Phänomene (Plus-Symptomatik) wird vom Patienten, seinen Angehörigen und vom Therapeuten mit verständlicher Genugtuung registriert. Die Diskrepanz zwischen

dem Aufnahmebefund bei einer floriden Schizophrenie und der pharmakotherapeutisch erzielten Freiheit von Halluzinationen, Wahnphänomenen, Ich-Störungen, Angst, Traurigkeit, Erregung oder Stupor ist beein-
druckend. Am Ende der Remission vom schizophrenen Schub steht im
allgemeinen die Feststellung der Entlassungsfähigkeit des Patienten, der
wieder in sein soziales Bewährungs-, Leistungs- und Spannungsfeld eintreten soll. Dabei befindet er sich häufig noch in einem Zustand der
Reduktion seines energetischen Potentials. Er leidet noch unter An-
triebsminderung, Beeinträchtigung der Kontaktfähigkeit, Müdigkeit,
Verlangsamung der psychomotorischen Abläufe, dysphorischer Gereiztheit, innerer Unruhe und Leistungsinsuffizienz, ohne daß es unmittelbar
nach dem Abklingen der floriden Symptomatik gerechtfertigt erscheinen
könnte, von einem irreversiblen Residualsyndrom zu sprechen. Die Erfahrung zeigt, daß die beschriebenen Störungen, die insgesamt in Anbetracht ihrer Manifestation im Verlauf als postremissives Erschöpfungs-
Syndrom zu bezeichnen sind (Heinrich 1967), vorübergehen und auch
therapeutisch beeinflußt werden können. Es entspricht einer allgemeinen ärztlichen Erfahrung, daß schwere Erkrankungen nach ihrem Abklingen einen Zustand der Erschöpftheit, der gesteigerten affektiven und
vegetativen Reizbarkeit zurücklassen. Ähnlich verhält es sich mit schizophrenen Psychosen, die ebenfalls in vielen Fällen eine vorübergehende
postremissive (postpsychotische) Depression hinterlassen. Dieses Syndrom kann 1. durch die Reaktion der vitalen Person auf das Widerfahrnis
der psychotischen Daseinsentordnung, 2. durch die niederschmetternde
Einsicht, „schizophren" gewesen zu sein und 3. auch durch die neuroleptische Pharmakotherapie bedingt sein. Es ist möglich, daß alle drei Faktoren an dem Zustandekommen des Syndroms beteiligt sind. Es kann
schließlich in die primär chronische schizophrene Hypergie (Defekt)
oder das Residualsyndrom einmünden.

Die pharmakogene Kausalkomponente des postremissiven Erschöpfungssyndroms kann durch Herabsetzung der neuroleptischen Dosis,
durch zusätzliche Verordnung eines Anticholinergikums, durch Wahl
eines weniger sedierenden und psychomotorisch in geringerem Grade
einengenden Neuroleptikums und durch die Zusatzmedikation eines Antidepressivums günstig beeinflußt werden (thymoleptische Dosierung
s. Kap. „Schizophrener Defekt" S. 33 ff.). Die Reaktion der vitalen Person auf die psychotische Krankheit ist der thymoleptisch-neuroleptischen Kombinationstherapie bis zu einem gewissen Grade zugänglich.
Dabei muß allerdings darauf geachtet werden, daß die pharmakogene
Teilkomponente des Erschöpfungs-Syndroms durch diese Therapie
nicht erst hervorgerufen oder verstärkt wird. Dies kann den Therapeuten
zu schwierigen Überlegungen und wiederholten Änderungen seiner
Therapie zwingen, die unter ständiger Orientierung an Befinden und
Verlauf vorgenommen werden müssen. Vor allem ist es wichtig, dem

Patienten nach der Remission seiner floriden schizophrenen Symptomatik eine zu frühe und zu intensive Belastung im sozialen Umfeld zu ersparen. Vor seiner endgültigen Entlassung sollten Testurlaube durchgeführt werden, danach kann noch eine tagesklinische bzw. nachtklinische Zwischenphase von einigen Wochen Dauer eingeschaltet werden. Die Arbeitsbelastung nach Wiederaufnahme der beruflichen Aktivitäten sollte ebenfalls an die Gegebenheiten des postremissiven Erschöpfungs-Syndroms angepaßt werden. Es muß noch für eine Zeit von mehreren Wochen bis etwa 3 Monaten mit einem solchen Zustand gerechnet werden.

Die existentielle Erschütterung des Patienten bei der Erkenntnis der eigenen Schizophrenie ist vor allem Gegenstand der psychotherapeutischen Beeinflussung. An diesem Beispiel wird die Notwendigkeit der engen Verflechtung zwischen Pharmakotherapie und Psychotherapie besonders deutlich. Die Pharmakotherapie kann sich nicht in dem gleichsam mechanischen Applizieren von Medikamenten erschöpfen, sie ist unter dem Gesichtspunkt der Notwendigkeit eines Gesamtbehandlungsplanes nicht ausreichend wirksam, wenn sie nicht durch die Psychotherapie abgerundet wird.

Schizoaffektive Psychosen (Mischpsychosen)

Es handelt sich bei diesen endogen psychotischen Erkrankungen um Syndrome, die hinsichtlich ihrer Symptomatik zwischen Zyklothymien und Schizophrenien liegen. Sie können paranoide und halluzinatorische Phänomene mit ausgeprägten depressiven (schizo-depressiven) und auch manischen (schizo-manischen) Affektschwankungen aufweisen. Ihre Prognose ist hinsichtlich der Ausbildung eines Residualsyndroms günstig, sie remittieren im allgemeinen ohne Hinterlassung einer ständigen ener-

Neuroleptika bei schizoaffektiven Psychosen:

Milde Neuroleptika in mittleren bis höheren Dosen			
Melleril®	Thioridazin	250–500 mg tgl.	per os
Dominal®	Prothipendyl	240–480 mg tgl.	per os
Neurocil® *	Levomepromazin	200–400 mg tgl.	per os
Truxal® *, Taractan® *	Chlorprothixen	200–450 mg tgl.	per os

Mäßig starke Neuroleptika			
Taxilan®	Perazin	200–600 mg tgl.	per os
Ciatyl®	Clopenthixol	100–150 mg tgl.	per os

* Besonders geeignet, Schlafstörungen günstig zu beeinflussen (Abenddosierung $\frac{1}{2}$ Stunde vor dem Einschlaftermin 100 mg per os).

getischen Persönlichkeitseinbuße. Starke bzw. sehr starke Neuroleptika sind bei diesen Krankheitsbildern meist nicht indiziert. Die Kombination mit Schlafmitteln der üblichen Art, vor allem vom Benzodiazepin-Typ, ist möglich.

Wenn schizo-depressive bzw. schizo-manische Symptome im Vordergrund stehen, können für die Prävention Lithiumsalze angewendet werden.

Zur Verfügung stehen die **Lithiumsalze**:

- Hypnorex® retard   (Lithiumcarbonat)
- Lithium 1 „Apogepha"   (Lithiumcarbonat)
- Lithium Duriles®   (Lithiumsulfat)
- Lithium-Aspartat   (Lithiumaspartat)
- Quilonum®, Quilonum®-retard   (Lithiumacetat)
- Li 450 „Ziethen"   (Lithiumcarbonat)
- leukominerase®   (Lithiumcarbonat)

Die Lithiumtherapie kann schon bei bestehender schizo-manischer bzw. schizo-depressiver Symptomatik begonnen werden. Serumwerte um 1,0 mmol/l reichen im allgemeinen aus. Bei präventiver Behandlung sind niedrigere Serumspiegel (zwischen 0,5 bzw. 0,7 mmol/l) anzustreben.

Die Kombination mit Neuroleptika bzw. Antidepressiva ist möglich, die neuroleptische Dosierung sollte nicht hoch sein. Über neurotoxische Effekte der Kombinationstherapie bei Maximaldosierungen von Neuroleptika ist berichtet worden.

Involutionsdepression, agitierte Depression

Obwohl in zahlreichen klinischen Studien der depressionslösende Effekt auch von hochpotenten Neuroleptika wie Flupentixol, Perphenazin und Haloperidol gezeigt werden konnte, werden vor allem wegen der mit ihrer Anwendung verbundenen klinisch erwünschten Sedierung milde und mäßig starke Neuroleptika zur Depressionsbehandlung angewandt. Von den milden Neuroleptika sind Melleril®, Neurocil®, Truxal® bzw. Taractan®, von den mäßig starken Neuroleptika ist Taxilan® in den für schizoaffektive Psychosen angegebenen Tagesdosierungen angezeigt. Liegt Suizidalität vor, so muß der vor allem initial in den ersten 3–5 Tagen besonders ausgeprägte Sedierungseffekt der milden Neuroleptika ausgenutzt werden.

In den ersten Therapietagen ist Bettruhe einzuhalten, die Kreislaufverhältnisse müssen sorgfältig kontrolliert werden. Leichte Bewegungsübungen im Bett und Extremitätenmassagen sind zur Prophylaxe gegen Thrombosen notwendig (s. Begleitwirkungen S. 59). Bei Vorbelastung

Dosierung bei Suizidalität:

Melleril®	Thioridazin	800 mg tgl.
Neurocil®	Levomepromazin	600 mg tgl.
Truxal®, Taractan®	Chlorprothixen	600–800 mg tgl.

Bei starker Agitiertheit zusätzlich einsetzbare Ataraktika (Tranquilizer):

Valium®	Diazepam	30–60 mg tgl.	per os
		oder 3 × 10 mg tgl.	i. m./i. v.
Librium®	Chlordiazepoxid	80 mg tgl.	per os
Adumbran®	Oxazepam	100–150 mg tgl.	per os
Tavor®	Lorazepam	7,5 mg tgl.	per os
Praxiten® forte	Oxazepam	100–150 mg tgl.	per os
Talis®	Metaclazepam	15 mg tgl.	per os

und bei starker Sedierung muß ggf. auch eine niedrigdosierte Heparin-Behandlung erfolgen. In manchen Fällen starker Agitiertheit ist die zusätzliche Anwendung von Ataraktika (Tranquilizern) nützlich.

Manie

Bei manischen Syndromen fällt die fehlende Krankheitseinsicht des Patienten zusammen mit einem häufig gesteigerten subjektiven Wohlbefinden und macht so die medikamentöse Therapie manchmal außerordentlich schwierig, weil sie vom Patienten als unnötig abgelehnt wird.

Wo immer es angesichts der Kreislaufverhältnisse und des Nierenfunktionszustandes möglich ist, sollte bei manischen Psychosen gleichzeitig mit der neuroleptischen Therapie eine Behandlung mit Lithiumsalzen stattfinden (S. 128 ff.). Während Lithiumsalze allein keine erhebliche kurative antidepressive Wirksamkeit haben, wirken sie bei manischen Psychosen symptomneutralisierend. Die kombinierte Neurolepsie und Lithium-Therapie ist auch bei maniformen schizoaffektiven Psychosen und bei manischen Syndromen im Rahmen schizophrener Er-

Bei Manien einsetzbare Neuroleptika:

Glianimon®	Benperidol	4–12 mg tgl.	per os
		oder 2–6 mg tgl.	i. m./i. v.
Haldol® Janssen	Haloperidol	10–20 mg tgl.	per os
		oder 10–20 mg tgl.	i. m./i. v.
Taxilan®	Perazin	100–600 mg tgl.	per os
Ciatyl-Z® Acuphase	Zuclopenthixolacetat	50–150 mg alle 3 Tg.	i. m.
Ciatyl®	Clopenthixol	75–150 mg tgl.	per os
		oder 50–100 mg	i. m.

krankungen angezeigt. Die Dosierungen entsprechen denen bei reiner Manie.

Als weitere therapeutische Alternative hat sich die zusätzliche Verordnung von Tegretal®, Timonil® (Carbamazepin) erwiesen. Bei einschleichender zusätzlicher Gabe von 400–800 mg Tegretal® oder Timonil® pro Tag tritt eine Abschwächung bzw. völlige Kupierung des manischen Syndroms ein.

Zwangssyndrome („Zwangsneurosen")

Zwangssyndrome sind gegen alle bei ihnen anzuwendenden Therapieverfahren (Pharmakotherapie, Psychotherapie) sehr resistent.

Pharmakotherapie bei Zwangssyndromen:

Milde Neuroleptika, z. B.			
Melleril®	Thioridazin	100–200 mg tgl.	per os
Truxal®, Taractan®	Chlorprotixen	100–150 mg tgl.	per os

Mäßig starke Neuroleptika, z. B.			
Taxilan®	Perazin	100–150 mg tgl.	per os

Auch Antidepressiva, z. B.			
Tagonis®, Seroxat®	Paroxetin	20– 50 mg tgl.	per os
Tofranil®	Imipramin	150–250 mg tgl.	per os
Anafranil®	Clomipramin	150–250 mg tgl.	per os
Gamonil®	Lofepramin	70–210 mg tgl.	per os
Tolvin®	Mianserin	30– 60 mg tgl.	per os
Ludiomil®	Maprotilin	75–150 mg tgl.	per os

Delirium tremens

Es ist keine Hauptindikation für die Behandlung mit Neuroleptika. Distraneurin® (Clomethiazol) ist in diesen Fällen das sedierende Präparat der Wahl. An zweiter Stelle kommt bei dieser Erkrankung Valium® (Diazepam) in Frage. Sollten etwa diese Substanzen nicht zur Verfügung stehen, so kann Atosil® (Promethazin, s. Tab. 1) in einer Dosierung von 300–800 mg täglich per os gegeben werden. Atosil® ist gut kreislaufverträglich, seine sedierende Wirksamkeit geht nicht mit extrapyramidalen Begleitwirkungen einher.

Die Behandlung von Alkoholdelirien mit starken Neuroleptika als Monotherapie ist im Regelfall nicht ausreichend. Bei der dann oft notwendigen Hochdosierung von hochpotenten Neuroleptika ist mit vermehrtem Auftreten von Krampfanfällen zu rechnen. Die zusätzliche Verabreichung von hochpotenten Neuroleptika zur Distraneurin-Behandlung hat sich in klinischen Studien als nicht nutzbringend erwiesen.

Alkoholhalluzinose

Diese körperlich begründbare Psychose geht manchmal in eindrucksvoller Weise mit einem Belagerungserlebnis (R. Bilz 1959) einher.

Es ist selbstverständlich, daß die therapeutische Hauptmaßnahme in strikter Alkoholabstinenz zu bestehen hat.

Bei Alkoholhalluzinose einsetzbare Neuroleptika:

Sehr starke Neuroleptika, z. B.			
Lyogen®, Dapotum®	Fluphenazin	6–12 mg tgl.	per os
Fluanxol®	Flupentixol	2–6 mg tgl.	per os
Orap®, Antalon®	Pimozid	4–10 mg tgl.	per os
Triperidol®	Trifluperidol	2–8 mg tgl.	per os
Glianimon®	Benperidol	1–6 mg tgl.	per os

Paranoid-halluzinatorische Syndrome bei zerebraler Arteriosklerose und intrakranialen Tumoren

Schizophreniforme körperlich begründbare Syndrome bei diesen Grundkrankheiten können in vielen Fällen mit mäßig starken oder starken Neuroleptika neutralisiert werden. Die neuroleptische Therapie stellt hier eine rein palliative Maßnahme dar. Die Differentialdiagnostik und die kausale Therapie dürfen durch sie nicht behindert werden. Die Dosierung der neuroleptischen Substanzen muß einschleichend, beginnend mit niedrigen Tagesdosen, erfolgen. In Anbetracht der zerebralen Grundschädigung ist mit einer besonderen Empfindlichkeit zu rechnen, die sich in deliranten Syndromen, überstarker Sedierung, gesteigerten extrapyramidalen Erscheinungen und Kreislaufdysregulationen äußern kann. Besonders günstig ist die Verordnung von nur dopaminantagonistischen Neuroleptika wie Orap® oder Antalon® (Pimozid).

Seniler Beeinträchtigungswahn

Er manifestiert sich im Rahmen hirnatrophischer Prozesse, die zur Demenz führen. Eine kausale Therapie ist nicht möglich. Niedrige Dosen mäßig starker Neuroleptika können gegeben werden. Auch hier sind Neuroleptika, die keine vegetativen Begleitwirkungen auslösen, zu bevorzugen. Die besondere expyramidal-motorische Empfindlichkeit dieser Patienten muß beachtet werden.

Verhaltensstörungen bei hirnorganischen Psychosyndromen

Erregungszustände, Bettflucht, Nahrungsverweigerung, Ängstlichkeit und Aggressivität bei hirnorganischen Psychosyndromen (z.B. arteriosklerotisch bedingte Hirnatrophie, Demenz vom Alzheimer-Typ) können durch Dipiperon® (Pipamperon), Atosil® (Promethazin) in Dosierungen von 40 mg bzw. 50–200 mg tgl. per os günstig beeinflußt werden. Das gleiche gilt für nächtliche Schlaflosigkeit. Bewährt hat sich bei psychoorganisch bedingten Verhaltensstörungen auch das Depot-Neuroleptikum Imap® (Fluspirilen). Die Dosierung beträgt 1–2 mg i.m. in 7tägigen Abständen.

Kontaktmangelparanoid

Dieses von Janzarik (1973) beschriebene Syndrom entsteht bei körperlich rüstigen, nicht dementen alten Menschen, deren normales Kontaktbedürfnis infolge ihrer Vereinsamung nicht mehr befriedigt wird. Die erfolgreichste Therapie besteht in der Wiederherstellung angemessener mitmenschlicher Kontakte. Die Patienten fühlen sich in wahnhafter Weise durch ihre Umgebung verfolgt, sie glauben, daß bei ihnen eingebrochen werde, daß sie bestohlen würden und daß ihr Eigentum in Unordnung gebracht werde. Gegenvorstellungen der Umgebung können sie nicht von der Unbegründetheit ihrer Auffassungen und vermeintlichen Wahrnehmungen überzeugen. Die neuroleptische Therapie hat nicht viel Erfolgsaussichten, ein Versuch mit sehr niedrigen Dosen starker bzw. sehr starker (hochpotenter) Neuroleptika (z.B. Lyogen®, Dapotum®, Orap®) kann gemacht werden.

Dauer der neuroleptischen Therapie Schizophrener in der Klinik

Es ist nicht möglich, eine allgemeine, für jeden Einzelfall gültige Prognose hinsichtlich der erforderlichen klinischen neuroleptischen Behandlungsdauer zu geben. Diese hängt von den individuellen Verlaufstendenzen ab, im besonderen von der Reaktion des Patienten auf die Pharmakotherapie. Eine nicht geringe Rolle spielen auch die sozialen Verhältnisse des Kranken, man wird bei günstigen Familienverhältnissen eine wesentlich frühere Entlassung vornehmen können als bei ungünstigen. Bei produktiven schizophrenen Psychosen mit Plus-Symptomatik (Typ I-Schizophrenien), die ohnehin die beste Schubremissionstendenz unter der Neurolepsie haben, kann im allgemeinen mit einer klinischen Behandlungsdauer von etwa 6–10 Wochen gerechnet werden. Katatone Syndrome remittieren häufig noch schneller. Psychosen vom Schizophrenia simplex-Typ mit Minus-Symptomatik (Typ II-Schizophrenie) machen im allgemeinen längere Behandlungszeiten von 2–6 Monaten notwendig. Die Möglichkeiten der psychiatrischen Übergangseinrichtungen wie Tages- oder Nachtkliniken müssen genutzt werden, um den vollstationären Aufenthalt des Kranken möglichst abzukürzen. Die Tendenz zur möglichst frühen Entlassung darf jedoch nicht zu dem Phänomen der „Drehtürpsychiatrie" führen, das durch rasche Entlassung, jedoch auch durch rasche Wiederaufnahme gekennzeichnet ist. Ein zu lange ausgedehnter Aufenthalt in einer psychiatrischen Klinik führt andererseits zu psychischen Hospitalismustendenzen, zur Unterbrechung der sozialen Kontakte des Kranken, zum sozialen Trainingsverlust und zur Eingewöhnung in eine Schonatmosphäre, die der Rehabilitation nicht günstig ist. Zahlreiche Untersuchungen haben gezeigt, daß die Bereitschaft und Fähigkeit einer Familie zur Wiederaufnahme eines schizophrenen erkrankten Mitgliedes um so geringer wird, je länger der Patient seiner familiären Umwelt entzogen bleibt. Andererseits muß die nach der Remission der produktiven schizophrenen Symptomatik sehr häufig verminderte Belastungsfähigkeit des Patienten (postremissives Erschöpfungs-Syndrom) berücksichtigt werden, der Entlassungszeitpunkt und die Wiederaufnahme der sozialen bzw. beruflichen Verpflichtungen außerhalb der Klinik müssen nach Möglichkeit gestuft erfolgen. Im allgemeinen ist eine 2- bis 4wöchige Arbeitsunfähigkeit nach der Klinikentlassung anzunehmen.

In den sogenannten chronischen Abteilungen psychiatrischer Krankenhäuser befinden sich Tausende von chronisch kranken Schizophrenen, die an erheblichen Persönlichkeitsveränderungen infolge schizophrener Residualsyndrome leiden. Gerade im Interesse dieser Patientengruppe muß versucht werden, durch die Kombination von pharmakotherapeutischen, arbeits-, milieu- und psychotherapeutischen Maßnahmen eine extraklinische Rehabilitation als Maximalziel zu verwirklichen. Wo dies nicht gelingt, muß mit den gleichen Maßnahmen eine Verbesserung des intraklinischen Status dieser Kranken angestrebt werden. Die Öffnung der psychiatrischen Krankenhäuser, die Intensivierung der Umweltkontakte und die Angleichung des „Anstaltslebens" an die Gegebenheiten der Umwelt sind wesentliche Schritte in dieser Richtung. Sie werden heute allenthalben durchgeführt und haben auch erhebliche Erfolge erzielt, die sich nicht zuletzt in der Reduktion der Bettenzahlen der Psychiatrischen Landeskliniken niedergeschlagen haben. Für eine Gruppe chronisch schizophrener Kranker wird das psychiatrische Krankenhaus jedoch trotz aller kombinierter therapeutischen Anstrengungen auf Jahre oder gar Jahrzehnte hinaus ein Bezirk geschützten Lebenkönnens zu bleiben haben.

Ambulante neuroleptische Therapie

Wenn auch im allgemeinen die Behandlung florider schizophrener Syndrome die Domäne der Klinik bleiben sollte, so sind bei guten, tragfähigen Arzt-Patienten-Beziehungen und einer aufmerksamen, verständnisvollen familiären Umgebung auch schizophrene Exazerbationen außerhalb der Klinik durchaus beherrschbar. Im Grunde gelten hier die gleichen Regeln, wie sie für die klinische Therapie mit Neuroleptika aufgestellt wurden. Solche Fälle sind allerdings nicht zu häufig. Eine wesentlich größere Rolle spielt die ambulante neuroleptische Erhaltungstherapie bei klinikentlassenen Patienten. Als Grundregel gilt, daß mit dem Ende des Klinikaufenthaltes bei schizophrenen Kranken die Neurolepsie nicht abgebrochen werden darf. Von großer Wichtigkeit ist die Beachtung des Gesichtspunktes der Leistungsfähigkeit des Patienten, gerade der rehabilitierte, beruflich aktive Patient darf nicht durch eine zu stark sedierende Neurolepsie in ein postremissives Erschöpfungs-Syndrom gebracht werden.

Neuroleptika für eine ambulante Erhaltungsmedikation nach Remission florider schizophrener Symptome:

Mäßig starke Neuroleptika, z.B.			
Taxilan®	Perazin	75–250 mg tgl.	per os
Melleril®	Thioridazin	100–300 mg tgl.	per os
Nipolept®	Zotepin	75–250 mg tgl.	per os
Starke Neuroleptika, z.B.			
Risperdal®	Risperidon	2– 4 mg tgl.	per os
Haldol® Janssen und andere Haloperidol-Darreichungsformen	Haloperidol	2–10 mg tgl.	per os
Decentan®	Perphenazin	8–32 mg tgl.	per os
Impromen®, Tesoprel®	Bromperidol	2–10 mg tgl.	per os
Sehr starke Neuroleptika, z.B.			
Lyogen®, Dapotum®	Fluphenazin	3–6 mg tgl.	per os
Fluanxol®	Flupentixol	1–3 mg tgl.	per os
Orap®	Pimozid	1–6 mg tgl.	per os
Triperidol®	Trifluperidol	1–4 mg tgl.	per os
Glianimon®	Benperidol	0,5–1,5 mg tgl.	per os

Depot-Neuroleptika

Die Gruppe dieser Substanzen (s. Tab. **5**, S. 77 ff.) hat besondere Bedeutung für die ambulante Langzeittherapie, und soll deshalb an dieser Stelle behandelt werden. Selbstverständlich ist auch in der Klinik die Anwendung von Depot-Neuroleptika möglich, vor allem trifft dies für die Behandlungsphase kurz vor der Klinikentlassung zu, in der der Patient auf die ambulante Erhaltungsmedikation eingestellt wird. Auch bei einer Langzeit-Neurolepsie in der Klinik kann das Therapieverfahren für den Patienten angenehmer gestaltet werden, wenn er nicht täglich Medikamente einnehmen muß, sondern in Abständen von 1 – 4 Wochen eine Depot-Injektion erhält.

Langzeiteffekte neuroleptischer Substanzen lassen sich auf zwei Wegen verwirklichen:

1. Die neuroleptische Wirksubstanz wird an eine Trägersubstanz gebunden, die eine verlangsamte Freigabe aus einem im Körper gesetzten Depot hervorruft.

Dieses Prinzip ist verwirklicht in:

❖ Lyogen® Depot, Dapotum® D	(Fluphenazindecanoat)
❖ Fluanxol® Depot	(Flupentixoldecanoat)
❖ Decentan®-Depot	(Perphenazinönanthat)
❖ Ciatyl® Depot	(Zuclopenthixoldecanoat)
❖ Haldol®-Janssen Decanoat	(Haloperidoldecanoat)

Beim Fluphenazindecanoat handelt es sich um einen Fluphenazinester mit der Caprinsäure, der in Sesamöl gelöst ist. Flupentixoldecanoat weist Ähnlichkeiten hinsichtlich seiner Zusammensetzung und Wirkung mit Fluphenazindecanoat auf; auch hier wird die Depotwirkung durch die Lösung in Öl herbeigeführt. Die Formeln beider Substanzen sind in Abb. 9 dargestellt. Beim Perphenazinönanthat wurde die Veresterung des Phenothiazin-Derivats Perphenazin mit Önanthsäure durchgeführt.

2. Die Substanz bildet nach i. m. Injektion ein mikrokristallines Depot in der Muskulatur. Dies ist beim Imap® (Fluspirilen) der Fall, das von Janssen u. Mitarb. entwickelt wurde. Es wurde von den Butyrophenonen abgeleitet, für die Haloperidol als prototypisch zu gelten hat. Es ergeben sich hinsichtlich des intramuskulär gesetzten Depoteffektes Ähnlichkeiten zu den in Öl gelösten Fluphenazin-, Perphenazin-, Haloperidol- und Flupentixolestern (s. Abb. **10**).

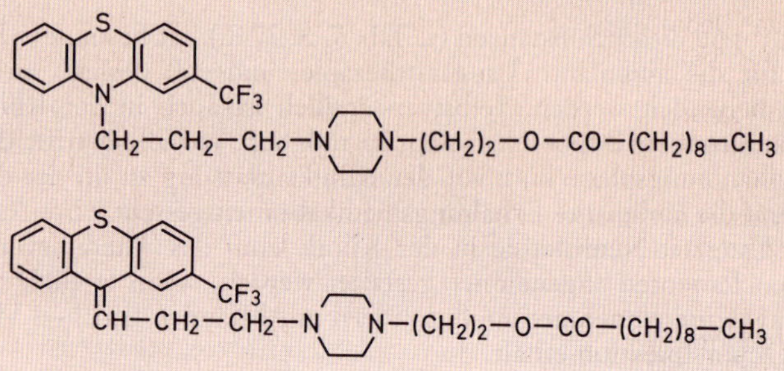

Abb. 9   Lyogen® Depot, Dapotum® D (Fluphenazindecanoat) und Fluanxol® Depot (Flupentixoldecanoat)

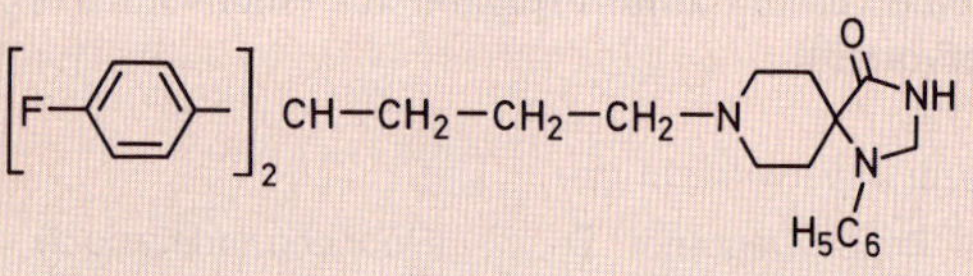

Abb. 10   Imap® (Fluspirilen)

Es handelt sich bei allen genannten Depot-Neuroleptika um stark antipsychotisch wirksame Substanzen. Ihre psychomotorisch sedierende, hypnoleptische Wirkungsqualität ist, mit Ausnahme des Decentan®-Depot, des Lyogen® Depot und des Dapotum® D, nicht stark ausgeprägt, bei psychomotorischen Erregungszuständen reicht die Wirkung dieser Substanzen allein nicht aus. Sie sind in der Lage, floride schizophrene Syndrome gut zu neutralisieren, darüber hinaus sind sie auch bei hebephrenen Prozessen und Syndromen nach Art der Schizophrenia simplex angezeigt. Für die Therapie in der Klinik können höhere Dosen verabreicht werden, als sie für die ambulante Behandlung in Frage kommen.

Die ambulante neuroleptische Erhaltungsmedikation mit den klassischen Neuroleptika und den Depotsubstanzen erlaubt nach der Entlassung der Patienten aus der stationären Therapie einen erheblichen „Remissionsgewinn" in dem Sinne, daß die Fortsetzung der Therapie eine weitere Reduzierung von psychotischen Symptomen und auch von Verhaltensstörungen ermöglicht. Drei Monate nach der Klinikentlassung befinden sich zahlreiche Patienten in einem besseren psychischen Zustand als am Entlassungstag.

Für die Beurteilung des Ergebnisses der Depot-Neurolepsie ist neben der Veränderung der psychotischen Symptome nach Häufigkeit und In-

Injektionsfreie Intervalle und Dosierung bei klinischer Therapie:

Lyogen® Depot, Dapotum® D	1 Woche	25 mg	i. m.
Fluanxol® Depot	1 Woche	20 mg	i. m.
Decentan®-Depot	1 Woche	100 mg	i. m.
Haldol®-Janssen Decanoat	1 Woche	100–200 mg	i. m.
Ciatyl® Depot	1 Woche	400 mg	i. m.
Imap®	1 Woche	2–6 mg	i. m.

Das Vierfache dieser Dosen ist in therapieresistenten Fällen ohne Komplikationen angewandt worden.

Injektionsfreie Intervalle und Dosierung bei ambulanter Erhaltungstherapie:

Lyogen® Depot, Dapotum® D, Lyorodin®-Depot	3–4 Wochen	12,5–25 mg	i. m.
Fluanxol® Depot	2–3 Wochen	20 mg	i. m.
Decentan®-Depot	2 Wochen	100 mg.	i. m.
Haldol®-Janssen Decanoat	4 Wochen	50–150 mg	i. m.
Ciatyl® Depot	2–4 Wochen	200 mg	i. m.
Imap®	1–2 Wochen	1–4 mg	i. m.

In einer Dosierung von 1–1,5 mg wöchentlich bis alle 10 Tage ist Imap® auch bei Ataraktika-(Tranquilizer-)Indikationen verwendbar (Neuroleptanxiolyse, Heinrich u. Lehmann). Von Vorteil ist dabei, daß die Substanz keine Abhängigkeit erzeugt.

tensität auch die Veränderung der sozialen Schichtzugehörigkeit der Kranken im Verlaufe der Behandlung ein wesentliches Kriterium der Behandlungswirksamkeit. Durch die Anwendung von Depot-Neuroleptika gelingt es in einem großen Teil der Fälle, schizophrenen Patienten die prämorbide soziale Schichtzugehörigkeit ohne Abstieg zu erhalten oder gar einen Aufstieg in eine höhere soziale Schicht zu ermöglichen. Für die gute Wirksamkeit der Depot-Neurolepsie spricht auch der Befund, daß es bei jahrelanger kontinuierlicher Therapie zu einer statistisch signifikanten Reduktion der jährlichen Krankenhausaufnahme-Rate und der stationären Behandlungsdauer kommt. Die Erhaltungstherapie mit Kurzzeit-Neuroleptika ist hier deutlich unterlegen.

Dauer der ambulanten neuroleptischen Erhaltungsmedikation

Es kann im Einzelfall erhebliche Schwierigkeiten bereiten, den Termin des Abbruchs einer neuroleptischen Dauermedikation außerhalb der Klinik zu bestimmen. Folgende allgemeine Regeln können bei der Entscheidung behilflich sein:

1. Solange noch produktive schizophrene Symptome bestehen, ist auch ambulant eine neuroleptische Erhaltungsmedikation angezeigt.

2. Liegt ein schizophrenes Residualsyndrom vor, so ist ebenfalls eine niedrig dosierte neuroleptische Erhaltungsmedikation nützlich. Besteht nur noch ein „reiner Defekt" im Sinne eines energetischen Potentialverlustes, so ist eine niedrig dosierte antidepressive Medikation (S. 34) angezeigt, ggf. in Kombination mit einem wenig sedierenden Neuroleptikum in ebenfalls niedriger Dosierung, z. B. Orap® oder Antalon®. In diesen Fällen müssen ambulante Therapiezeiten von zunächst 1–2 Jahren vorgesehen werden.

3. Liegen weder produktive noch residuale Symptome der schizophrenen Psychose vor, so erscheint es aus heutiger Sicht sinnvoll, eine ein- bis zweijährige neuroleptische Erhaltungsmedikation zu verordnen. Diese Medikation sollte danach langsam ausgeschlichen werden.

4. Es muß stets versucht werden, mit der geringsten gerade noch wirksamen Dosierung auszukommen. Viele Patienten lernen es in engem Kontakt mit ihrem Arzt, bei Verschlechterung ihres Zustandes die orale Medikation ihrem Befinden anzupassen. Dabei ist besonders auf Vorsymptome (Schlafstörungen, Gefühl der inneren Unruhe, deprimierte oder gereizte Stimmung, Müdigkeit, Konzentrationsstörungen, Selbstisolierungstendenzen) zu achten, die eine psychotische Exazerbation ankündigen können. In diesen Fällen sollte der Arzt sofort konsultiert und ggf. eine Dosiserhöhung vorgenommen werden.

   In den letzten Jahren ist die sog. Frühintervention mit Neuroleptika nach dem vorsichtigen Absetzen der Therapie beim Wiederauftreten von Vorsymptomen diskutiert worden. Diese Behandlungsstrategie sollte insgesamt die verabreichte Neuroleptikamenge reduzieren lassen, auf diese Weise sollten vor allem extrapyramidal-motorische und dyskognitive Nebenwirkungen (Heinrich u. Tegeler 1983) vermieden werden. Es besteht allerdings das Risiko, daß die erneute neuroleptische Therapie wegen der Verkennung psychotischer Vorsymptome zu spät begonnen wird, so daß sich das Vollbild der Psychose wieder entwickeln kann. Die stationäre Aufnahme kann dann unvermeidlich werden.

   Bei der Krisenintervention wird erst wieder neuroleptisch therapiert, wenn es zum Ausbruch der schizophrenen Psychose gekommen ist. Dem angestrebten Vorteil eines neurolepsiefreien längeren Intervalls steht der erhebliche Nachteil der Notwendigkeit gegenüber, ein voll ausgeprägtes psychotisches Syndrom behandeln zu müssen. Fast immer macht diese Vorgehensweise die Klinikaufnahme notwendig.

5. Eine ambulante Erhaltungsmedikation mit neuroleptischen Substanzen kann nur dann mit Erfolgsaussicht durchgeführt werden, wenn der behandelnde Arzt den Patienten in regelmäßigen Abständen sieht.

Bei den intramuskulär zu applizierenden Depot-Neuroleptika ergibt sich der persönliche Kontakt an den Injektionsterminen. Bei oraler Medikation sind für die ersten 4–6 Wochen Konsultationen alle 1–3 Wochen notwendig, später können sie in vierteljährlichen Abständen durchgeführt werden. Viele psychotische Rezidive mit der Notwendigkeit der Klinikaufnahme lassen sich durch eine derartige Regelung der ambulanten Erhaltungstherapie verhindern.

6. Der Arzt muß nachhaltig auf den Patienten und auch auf seine Angehörigen einwirken, damit die regelmäßige verordnungsgemäße Einnahme der neuroleptischen Erhaltungsmedikation gewährleistet ist. Untersuchungen, die auch in anderen Fachgebieten der Medizin zu gleichartigen Ergebnissen geführt haben, zeigen, daß Patienten in 40–50% der Fälle dazu neigen, ihre Medikamente ambulant nicht oder nicht verordnungsgemäß einzunehmen („non-compliance"). In diesem Mißstand ist eine der wesentlichen Ursachen der „Drehtürpsychiatrie" zu sehen.

Neuroleptische Dauerbehandlung und Teilnahme am Straßenverkehr

Ein stationär neuroleptisch behandelter Patient sollte nicht selbst ein Auto lenken. Auch unmittelbar nach der Klinikentlassung sollte er unter neuroleptischer Medikation für mindestens 4–6 Wochen kein Kraftfahrzeug steuern. Danach wird man es von den speziellen Gegebenheiten im vorliegenden Falle abhängig zu machen haben, ob ein unter einer neuroleptischen Erhaltungsmedikation stehender Patient ein Auto lenken darf. Im Zweifelsfalle ist eine testpsychologische Untersuchung zu veranlassen. Es ist kein Grund vorhanden, prinzipiell die Lenkung eines Kraftfahrzeuges durch einen neuroleptisch behandelten Menschen abzulehnen. Es gibt zahlreiche Beispiele dafür, daß neuroleptisch dauerbehandelte Autofahrer mit großer Disziplin und ohne besondere Unfallgefährdung am Straßenverkehr teilnehmen. Der Alkoholgenuß muß auf jeden Fall allen neuroleptisch Behandelten, die ein Kraftfahrzeug zu steuern beabsichtigen, strikt verboten werden. Die Kombination von Alkohol und neuroleptischen Substanzen kann Rauschzustände und Reaktionsbeeinträchtigungen zur Folge haben, die die Verkehrssicherheit aufheben.

Begleitwirkungen der Neuroleptika

Alle Auswirkungen der Neurolepsie, die nicht erweislich den antipsychotischen Effekt konstituieren, sind als „Begleitwirkungen" zu bezeichnen. Da trotz der bekannten Befunde hinsichtlich der Beeinflussung der Dopamineffekte durch die Neuroleptika die antipsychotische Wirksamkeit dieser Substanzen durch die Annahme einer Transmitter-Imbalance noch nicht ausreichend erklärt wird, ist unter didaktischen Gesichtspunkten auf absehbare Zeit der durchaus willkürliche Charakter der Unterscheidung von antipsychotischem Haupteffekt und neuroleptischen Begleitwirkungen in Kauf zu nehmen.

Die Begleit- oder Nebenwirkungen müssen vom Therapeuten ernstgenommen werden, auch wenn sie nur selten wirklich gefährlich sind. Neuroleptische Nebenwirkungen können die Patienten erheblich in ihrer Lebensqualität beeinträchtigen. Extrapyramidal-motorische, dyskognitive oder apathische Syndrome, die durch neuroleptische Substanzen hervorgerufen werden, behindern die Rehabilitation der Patienten in Familie und Beruf. Der Abbruch einer notwendigen symptomsuppressiven neuroleptischen Therapie hat häufig darin seine Ursache. Patientenbeschwerden über derartige Nebenwirkungen sind als Prädiktoren für ein Nichtansprechen auf die gewählte neuroleptische Therapie zu werten. Die Forderung, die neuroleptische Behandlung „nebenwirkungsgeleitet" durchzuführen, hat in dieser Erfahrung eine wesentliche Begründung (Heinrich 1988). Es kann sogar sinnvoll sein, gewisse psychotische Restsymptome (Wahneinfälle z. B.) zu dulden, wenn diese nur um den Preis einer mit schwerwiegenden Nebenwirkungen einhergehenden maximalen neuroleptischen Therapie unterdrückt werden können. Die Wahl eines weniger potenten Neuroleptikums, die Herabsetzung der Dosierung oder die Verlängerung des Injektionsintervalls bei depotneuroleptischer Behandlung müssen dann erwogen werden.

Neuere Neuroleptika wie Nipolept® (Zotepin) oder Risperdal® (Risperidon) rufen offenbar nach den bisher vorliegenden Untersuchungsergebnissen weniger Begleitwirkungen hervor als ältere Präparate.

Große klinische Bedeutung haben die extrapyramidal-motorischen Symptome, die eine Folge der Blockade der nigrostriären Dopaminrezeptoren sind. Vegetative Begleitwirkungen werden überwiegend durch die antimuskarinergen (anticholinergen) Eigenschaften der Neuroleptika hervorgerufen. Die Beeinflussung von Alpha-Adrenorezeptoren (Alpha$_1$- und Alpha$_2$-Adrenorezeptoren) und Histaminrezeptoren können vor allem Kreislauffunktionsstörungen und Benommenheit bewirken.

Extrapyramidale Begleitwirkungen

Auch unter kunstgerechter neuroleptischer Therapie vor allem akuter Psychosen sind bei bis zu 85 % der Patienten, besonders unter Anwendung von hochpotenten Neuroleptika, extrapyramidale Störungen zu beobachten. Eine Ausnahme hiervon ist das Leponex® (Clozapin), das nur sehr selten, meist bei zerebraler Vorschädigung, entsprechende Nebenwirkungen hervorruft. Neuere, überwiegend in den mesolimbischen Strukturen wirkende, das nigrostriäre System wenig beeinflussende Neuroleptika wie Risperdal® (Risperidon) bewirken nur in geringem Maß extrapyramidale Störungen. Die extrapyramidalen Phänomene können durch Dosisreduktion zumindest deutlich vermindert werden. Bei zahlreichen Patienten ist aber auch die Anwendung von Anticholinergika notwendig.

a) Parkinson-Syndrom. Sehr starke und starke Neuroleptika rufen schon in niedriger Dosierung und besonders häufig ein typisches Parkinson-Syndrom hervor, das durch Hypokinese, Starrheit des Gesichts (Hypomimie), Rigor der quergestreiften Muskulatur, mittel- bis grobschlägigen Tremor vor allem im Bereich der Hände, aber auch der sonstigen Extremitätenabschnitte und des Kopfes, Salbengesicht und Speichelfluß gekennzeichnet ist. Es ist nicht möglich, für die einzelnen Substanzen feste Häufigkeitswerte der Manifestation dieses Syndroms anzugeben, seine Frequenz hängt von der individuellen Reaktionsbereitschaft des Behandelten, der Dosierung und dem Anstieg des Dosierungsgradienten ab. Die Dosierung neuroleptischer Substanzen und auch die Substanzauswahl sollten so eingerichtet werden, daß möglichst ohne die Zusatzmedikation eines Antiparkinsonmittels parkinsonistische Syndrome vermieden werden. Sie stellen vor allem auch unter den Gesichtspunkten der Rehabilitation des Patienten eine ernsthafte Behinderung dar. Dies gilt vor allem für die ambulante Dauertherapie. Ist eine höhere Dosis aus therapeutischen Gründen notwendig und stellen sich parkinsonistische Erscheinungen ein, so kann ein Antiparkinsonmittel gegeben werden.

Entsprechende Mittel sind:

- Akineton®/-retard   (Biperiden)
- Biperiden-ratiopharm®   (Biperiden)
- Artane®/-retard   (Trihexyphenidyl)
- Cogentinol®   (Benzatropin)
- Osnervan®   (Procyclidin)
- Parks®12   (Pridinol)
- Sormodren®   (Bornaprin)
- Iremarit®   (Metixen)

Die zu verordnenden Dosen liegen bei 1–4 Tabletten bzw. Dragees oder Kapseln pro Tag.

Kontraindikationen sind: Glaukom, Miktionsstörungen (Anurie), Herz-Kreislauf-Dekompensationen. Bei sehr hohen Neuroleptikadosen fehlen parkinsonistische bzw. extrapyramidale Begleitwirkungen überhaupt häufig.

Nicht geeignet zur Therapie des neurolepsiebedingten Parkinson-Syndroms sind Tremoforat® (Belladonnawurzel-Extrakt), Levodopa-Präparate sowie Pravidel® (Bromocriptinmesilat). Diese Substanzen sind dopaminerg, sie können deshalb der therapeutischen antipsychotischen

Symptomneutralisation entgegenwirken und schizophrene Exazerbationen hervorrufen.

b) Frühdyskinesien (Dystonien). Zum Beginn der neuroleptischen Therapie, nicht selten schon in den ersten Stunden, können krampfartige Kontraktionen der Zungen-Schlund-Muskulatur, der Hals- und Schulter-Muskulatur, seltener auch der Extremitätenmuskulatur, letztere meist einseitig, auftreten. Die Patienten sind bei klarem Bewußtsein, sie sind ängstlich, häufig sehen sie blaß und verfallen aus. In den meisten Fällen wird die Zunge durch die rüsselförmig nach vorne gestülpten Lippen vorgeschoben („Zungen-Schlund-Syndrom"). Der Patient kann dabei nicht artikuliert sprechen. Die i.v. Injektion von 1 ml Akineton® (5 mg Biperidenlactat) kupiert die Dyskinesie rasch. Um ihr Wiederauftreten zu verhindern, muß weiterhin ein Antiparkinsonmittel gegeben und überprüft werden, ob die neuroleptische Dosis nicht herabgesetzt werden kann oder ob nicht ein schwächer wirksames Neuroleptikum verordnet werden kann. Bei besonders prädisponierten oder sensiblen Patienten ist in den ersten Tagen der neuroleptischen Behandlung die prophylaktische Gabe eines Anticholinergikums ratsam. Zumindest sollten ambulant behandelte Patienten gegen das evtl. Auftreten von Dyskinesien Akineton® (Biperiden) zur Hand haben.

c) Akathisie, Tasikinese. Bei der Akathisie besteht eine quälende Unruhe in den Beinen. Mit Tasikinese wird ein ständiger allgemeiner Bewegungsdrang bezeichnet. Die betroffenen Patienten laufen unruhig umher. Beide hyperkinetischen Störungen sprechen nur in Ausnahmefällen auf Antiparkinsonmittel an. Therapeutisch ist auch in diesen Fällen die Senkung der neuroleptischen Dosis, der Austausch eines starken oder sehr starken Neuroleptikums gegen ein milderes zu empfehlen. Bewährt hat sich die zusätzliche Verordnung eines Tranquilizers, z. B. 2 × 1 mg Tavor® (Lorazepam) tgl. In Ausnahmefällen ist die kurzfristige Anwendung auch höherer Benzodiazepindosen wie z. B. 3 × 2,5 mg Tavor® (Lorazepam) notwendig. Die Tranquilizergabe sollte aber immer nur kurzfristig erfolgen, um eine mögliche Abhängigkeit zu vermeiden. Ein Therapieversuch mit einem Betarezeptorenblocker, z. B. 3 × 40 mg Dociton® (Propranolol), kann ebenfalls hilfreich sein.

d) Späte extrapyramidale Hyperkinesen (*„tardive dyskinesia", Spätdyskinesie*). Es handelt sich um choreiforme, ballistische, hemiballistische oder athetoide Bewegungsstörungen. Die häufigste Manifestationsform sind periorale Hyperkinesen in Gestalt von Schmatz- und Mümmelbewegungen. Häufig sind auch Kaubewegungen. Haddenbrock berichtete 1964 als erster im deutschen Sprachraum über das Syndrom und nannte es terminales extrapyramidales Insuffizienzsyndrom. Degkwitz u. Luxenburger (1965) sprachen von persistierenden extrapyramidalen Hyperkinesen. Der Terminus „späte extrapyramidale Hyperkinesen" ist vorzuziehen, da weder in allen Fällen eine Persistenz besteht noch durch das

Syndrom ein terminaler Abschnitt der neuroleptischen Therapie markiert wird. Die zu beobachtenden Wälz- und Vorstreckbewegungen der Zunge können als Reaktion auf eine schlecht sitzende Zahnprothese fehlgedeutet werden. Eine manchmal zu beobachtende röchelnde Atmung kann als Ausdruck einer pulmonalen oder kardialen Insuffizienz mißverstanden werden.

Während bei vielen systematischen Untersuchungen bei Frauen eine höhere Prävalenzrate als bei Männern festgestellt wurde, wurde andererseits auch die Ansicht vertreten, daß nur stärkere Ausprägungsgrade bei Frauen häufiger sind als bei Männern. Späte Hyperkinesen werden überwiegend bei schizophrenen Patienten beobachtet, können aber auch bei manisch-depressiven und bei nicht psychotisch Kranken im Laufe einer längeren neuroleptischen Behandlung auftreten. Ein wichtiger prädisponierender Faktor ist das höhere Lebensalter, ebenso prädisponiert eine hirnorganische Vorschädigung für diese extrapyramidalen Bewegungsstörungen. Besondere Bedeutung kommt einer nicht näher spezifizierten individuellen Disposition zu. Nicht geklärt ist, inwieweit genetische Faktoren eine Rolle spielen. Das gleichzeitige Bestehen von neurolepsiebedingten Parkinson-Syndromen ist häufig. Ausschlaggebender kausaler Faktor scheint das verabreichte neuroleptische Gesamtwirkungsquantum zu sein. Es ist möglich, durch die hochdosierte Anwendung auch schwacher Neuroleptika späte Hyperkinesen herbeizuführen, mit starken oder sehr starken Neuroleptika werden die Bewegungsstörungen schon in niedrigeren Dosen verursacht. Die Herabsetzung der neuroleptischen Dosis provoziert das Auftreten der Erscheinungen, bei fortgesetzter Gabe von sehr hohen neuroleptischen Dosen kommt es seltener zur Manifestation der Bewegungsstörungen. Spontanes Abklingen unter der Neurolepsie ist möglich. Bei 44 von 100 von einer eigenen Arbeitsgruppe untersuchten Patienten waren die Hyperkinesen noch 15 Monate nach der Erstuntersuchung nachzuweisen. Gleichartige Hyperkinesen kommen auch bei alten Menschen auf dem Boden hirnatrophischer bzw. zerebraler arteriosklerotischer Schädigungen vor, bei 100 nicht neuroleptisch behandelten Altersheiminsassen betrug die Häufigkeit extrapyramidaler Hyperkinesen 2% (Heinrich u. Mitarb. 1968). Die Verabreichung von Antiparkinsonmitteln ist nutzlos, sie verstärkt die Störung sogar noch. Eine sicher wirksame medikamentöse Behandlung der späten Hyperkinesen gibt es bisher nicht. Ein Versuch mit Leponex® (Clozapin) kann gemacht werden.

e) Malignes neuroleptisches Syndrom. Eine sehr seltene Komplikation der neuroleptischen Therapie ist das maligne neuroleptische Syndrom, das erstmalig 1968 von Delay u. Deniker als Syndrom der Blässe und Hyperthermie beschrieben wurde. Es bestehen dabei hohes Fieber, Muskelstarre, Bewußtseinsveränderung und autonome Dysfunktion. Es ist mit einer Inzidenzrate von 1‰ bei Anwendung von hochpotenten

Neuroleptika zu rechnen. Betroffen sind alle Altersklassen. Männer scheinen doppelt so häufig zu erkranken wie Frauen. Das maligne neuroleptische Syndrom beginnt meist wenige Tage nach Beginn der neuroleptischen Therapie. 90 % aller Patienten erkranken innerhalb der ersten 10 Behandlungstage. Ausschlaggebend ist die Behandlung mit Neuroleptika nicht nur bei Schizophrenien, sondern auch bei affektiven Krankheiten und psychoorganischen Syndromen. Die häufig vor der Behandlung agitierten Patienten entwickeln rasch ein akinetisch-hypertones Syndrom bis hin zum Stupor. Im weiteren Verlauf tritt dann eine Bewußtseinseintrübung bis hin zum Koma auf. Gleichzeitig kommt es zu Fieber mit Temperaturen zwischen 38° und 41°. Therapeutische Probleme bereiten die autonomen Dysfunktionen wie Tachykardie, Tachypnoe, labiler Blutdruck und profuses Schwitzen.

An pathologischen, allerdings unspezifischen Laborwerten werden am häufigsten leicht beschleunigte Blutsenkung, Leukozytose, erhöhte Creatinkinase (CK), leichte Transaminasenerhöhung und vermehrte Myoglobinausscheidung beobachtet. Computertomogramm, Magnetresonanztomogramm und Liquorbefund sind unauffällig. Im EEG finden sich leichte bis mittelschwere Allgemeinveränderungen. Die Pathogenese des malignen neuroleptischen Syndroms muß heute noch als ungeklärt angesehen werden. Es werden derzeit zwei Hypothesen diskutiert:

1. Zentrale Entstehung, bei der der Rigor als Folge der Dopaminrezeptorblockade im Striatum angesehen und das Fieber auf eine durch die Neurolepsie gestörte Temperaturregulation in den hypothalamischen Zentren zurückgeführt wird.

2. Bei der Annahme einer peripheren Ursache wird eine direkte Wirkung der Neuroleptika auf die Muskelkontraktion mit sekundärer Hitzeproduktion analog zu den Verhältnissen bei der malignen Hyperthermie angenommen. Auch eine Kombination der beiden Entstehungsweisen wird diskutiert. Die wichtigste Therapiemaßnahme beim malignen neuroleptischen Syndrom ist das sofortige Absetzen aller Neuroleptika sowie eine intensivmedizinische Behandlung mit symptomatischem Ausgleich des Wasser- und Elektrolythaushaltes. Entsprechend der o. a. pathogenetischen Vorstellung werden Anticholinergika, Amantadin, Bromocriptin und L-Dopa eingesetzt. Noch umstritten ist die Behandlung mit Dantrolen. Der Krankheitsverlauf kann im günstigsten Fall Tage dauern, in der Literatur sind aber auch monatelange Verläufe beschrieben worden. Die Letalität wird zwischen 7 % und 20 % angegeben. Als Todesursache werden sekundäre Komplikationen wie Pneumonie, Herzversagen, Lungenembolie und selten akutes Nierenversagen aufgrund einer Myoglobinurie beschrieben.

Besondere differentialdiagnostische Probleme bereitet die Abgrenzung des malignen neuroleptischen Syndroms von der febrilen Katatonie, die mit einer ähnlichen klinischen Symptomatik verläuft. Diese Abgrenzung ist unbedingt erforderlich, da beim malignen neuroleptischen Syndrom die wichtigste Therapiemaßnahme das Absetzen der Neuroleptika ist, während bei der febrilen Katatonie eine intensive neuroelektrische und neuroleptische Therapie erforderlich ist. Es ist die Auffassung vertreten worden, daß bei Kranken mit malignem neuroleptischem Syndrom vegetative Verlaufsstörungen sowie ein grobschlägiger, parkinsonismusähnlicher Tremor gefunden werden, während bei der febrilen (perniziösen) Katatonie eher choreiforme Bewegungsabläufe vorkommen sollen.

Vegetative Begleitwirkungen

Vegetative Begleitwirkungen sind bei der Anwendung neuroleptischer Substanzen nicht so ausgeprägt wie bei den Antidepressiva. Im Einzelfall ist das Bild der vegetativen Reaktionsauslenkung uneinheitlich, es können Erscheinungen der antiadrenergischen und der anticholinergischen Wirksamkeit der Neuroleptika auftreten. Die Intensität der vegetativen Begleitwirkungen ist in der ersten Behandlungswoche ausgeprägter, im allgemeinen wird sie danach auch bei gleicher Dosierung geringer. Je stärker die neuroleptische Potenz eines Psychopharmakons ist, um so schwächer sind seine vegetativen Begleitwirkungen. Die individuelle Disposition des Patienten spielt eine wichtige Rolle.

a) Kreislaufdysregulationen. Kreislaufstörungen treten von den sehr starken Neuroleptika zu den milden Neuroleptika mit zunehmender Häufigkeit auf. Es kommt zu Hypotonien, orthostatischen Dysregulationen, Kollapszuständen und zur Tachykardie. Es ist charakteristisch, daß solche Störungen vor allem innerhalb der ersten Behandlungswoche, besonders bei von vornherein hoher Dosierung ohne einschleichende Dosissteigerung, manifest werden. Offensichtlich ist der Kreislauf an die Therapie in diesem Behandlungsabschnitt noch nicht adaptiert. Eine besondere Altersabhängigkeit ist nicht zu konstatieren. Gegen die Hypotonie sind Dihydergot® (retard), DET MS® (Dihydroergotamin) und Effortil® (Etilefrin) wirksam.

b) Akkommodationsstörungen. Diese Störungen können bei ambulanter Erhaltungsmedikation Bedeutung im Rehabilitationsprozeß haben, wenn sie die berufliche Leistungsfähigkeit stören. Milde und mäßig starke Neuroleptika verursachen häufiger Akkommodationsstörungen (Verschwommensehen) als sehr starke Neuroleptika.

c) Miktionsstörungen. Erhebliche Erschwerung des Wasserlassens bzw. Harnverhaltungen wegen Erschlaffung der muskulären Blasenwand treten vor allem gelegentlich bei milden Neuroleptika auf. Bei den stärker wirksamen neuroleptischen Substanzen sind sie seltener. Patienten mit Prostatahypertrophie sind überdurchschnittlich häufig betroffen. Medikamentös ist bei diesen Blasenentleerungsstörungen Doryl® (1 Tbl. zu 2 mg per os oder 1 Amp. zu 0,25 mg i. m. bzw. s. c.) zu empfehlen. **d) Trockenheit der Schleimhäute in Mund-, Nasen- und Rachenraum.** Hierbei handelt es sich um eine häufige Begleitwirkung, die durch milde bzw. mäßig starke Neuroleptika häufiger als durch starke derartige Substanzen bedingt wird. Blutungen aus den betroffenen Schleimhäuten können vorkommen. Vermehrte Flüssigkeitszufuhr nützt nicht viel, die Mundschleimhaut wird am besten befeuchtet, wenn die Patienten Kaugummi (ohne Zuckerzusatz) kauen. **e) Obstipation, Ileus.** Vor allem Frauen klagen sehr häufig über Obstipation unter neuroleptischer Einwirkung. Es kann zu einem Abführmittelmißbrauch kommen. Eine gefährliche Komplikation ist der paralytische Ileus, der glücklicherweise sehr selten ist. **f) Hyperhidrosis.** Vor allem milde und mäßig starke Neuroleptika können unangenehmes Schwitzen hervorrufen. Diese Begleitwirkung ist nicht dosisabhängig. Sie tritt auch nachts auf. Es besteht offenbar eine unterschiedliche individuelle Bereitschaft zur Ausbildung dieser hyperhydrotischen Zustände. **g) Temperaturänderungen.** Vor allem in den ersten beiden Behandlungswochen sind Temperatursenkungen und -steigerungen möglich. Ohne weitere therapeutische Maßnahmen verschwinden die Temperatursteigerungen nach 1–2 Tagen. Temperatursteigerung wird besonders unter der Therapie mit Leponex® (Clozapin) beobachtet. Die Temperatursenkungen können lange anhalten, eine besondere Therapie ist nicht erforderlich.

Endokrine Störungen

a) Galaktorrhoe, Zyklusstörungen. Erstere wurde vor allem bei der Chlorpromazin-Anwendung beobachtet. Sie ist auch häufig bei Behandlung mit dem Benzamid Dogmatil® bzw. Arminol® (Sulpirid). Bei anderen Neuroleptika ist sie selten. Amenorrhoe ist vor allem unter neuroleptischer Dauertherapie festzustellen. Sie ist keine Veranlassung zum Abbruch einer psychiatrisch indizierten Langzeittherapie mit Neuroleptika. **b) Libido- und Potenzstörungen.** Sie werden vor allem bei der neuroleptischen Dauertherapie beobachtet. Unter rehabilitativen Gesichtspunkten müssen sie zu Überlegungen Anlaß geben, ob durch eine Dosisherabsetzung oder durch die Wahl eines schwächer wirksamen Neuroleptikums eine günstige Beeinflussung möglich ist, da andernfalls die Patienten sich in ihrer Lebensqualität erheblich beeinträchtigt fühlen und oft die notwendige langfristige Behandlung eigenmächtig unterbrechen.

c) Gynäkomastie. Mammavergrößerungen bei Männern kommen selten bei der Dauertherapie vor. Sie sind bei den betroffenen Männern nicht immer mit Libido- und Potenzstörungen vergesellschaftet. Die Störung ist reversibel, nach dem Absetzen der Neurolepsie bildet sie sich wieder zurück.

Im Zusammenhang mit den endokrinen Störungen sind die Einwirkungen der Neuroleptika auf das neuroendokrine System vermutlich durch die Dopaminrezeptorblockade in den dopaminergen tuberoinfundibulären Projektionsbahnen von Bedeutung. Die meisten neuroleptischen Substanzen verursachen hierdurch eine Vermehrung der Sekretion von Prolaktin. Diese erhöhte Prolaktinsekretion kann eine Galaktorrhoe hervorrufen. Ein ursächlicher Zusammenhang zwischen vermehrter Prolaktinsekretion, Galaktorrhoe und Mammakarzinom hat sich nicht sichern lassen.

d) Gewichtszunahme. Sehr viele Patienten, vor allem Frauen, beklagen eine kosmetisch störende Gewichtszunahme unter der Neurolepsie. Schon niedrige Dosen können diese Wirkung haben. Die Ursachen sind komplex, neben endokrinologischen Gesichtspunkten spielen die psychomotorische Sedierung und auch eine Appetitsteigerung mit einem Heißhunger auf Süßigkeiten eine Rolle. Da die Gewichtszunahme nicht selten für den Patienten der Grund für einen Abbruch der notwendigen neuroleptischen Dauertherapie ist, muß dieser Begleitwirkung und ihren Auswirkungen von seiten des Arztes Aufmerksamkeit gewidmet werden. Der Arzt sollte den Patienten auf die Zusammenhänge hinweisen und ihn diätetisch beraten.

Hauterscheinungen

Hautaffektionen (Urtikaria, Pruritus, Quincke-Ödeme, Erytheme, Photosensibilisierung) sind vor allem bei neuroleptisch schwächer wirksamen Substanzen möglich. Photosensibilisierungen sind bei dem in Deutschland nicht mehr erhältlichen Chlorpromazin am häufigsten, bei der Anwendung desselben Präparates kommt es auch nicht ganz selten zu Kontaktdermatitiden beim Pflegepersonal.

Ebenfalls, vor allem bei der Anwendung von Chlorpromazin, können Pigmentablagerungen in der Haut, in der Linse und im Herzmuskel auftreten. Da Linsenveränderungen bei anderen Phenothiazin-Derivaten nicht ausgeschlossen sind, sollte bei einer Dauertherapie mit Phenothiazinen zweimal im Jahr eine ophthalmologische Untersuchung durchgeführt werden.

Störungen des hämatopoetischen Systems

Lymphozytosen und Leukozytosen mit Linksverschiebung sind nicht selten. Eine Dosisabhängigkeit bzw. Abhängigkeit von bestimmten Substanzen ist nicht nachzuweisen. So gut wie immer bilden sich die Veränderungen spontan wieder zurück. Eine pathologische Bedeutung kommt ihnen nicht zu. Das gleiche gilt für die vor allem zu Beginn der neuroleptischen Therapie auftretenden Eosinophilien. Bedenklicher sind Leukopenien, bei denen die Leukozytenwerte bis unter 2000 Zellen absinken können. Die lebensgefährliche Komplikation der Agranulozytose ist glücklicherweise (auch bei Antidepressiva) sehr selten. Sie kommt bei Frauen häufiger vor als bei Männern, das mittlere und höhere Lebensalter ist besonders betroffen. Es handelt sich um eine allergische bzw. toxische Schädigung des Knochenmarks. Die Diagnose einer Agranulozytose unter der neuroleptischen Behandlung zwingt zum sofortigen Absetzen der Neuroleptika, da andernfalls mit tödlichem Ausgang gerechnet werden muß. Patienten mit Agranulozytose müssen unverzüglich in eine medizinische Klinik eingewiesen werden, wo neben einem Infektionsschutz zur Beseitigung der infektiös-entzündlichen Erscheinungen (häufig bestehen eitrige Anginen bzw. Rachenentzündungen mit hohem Fieber) eine antibiotische Therapie durchgeführt werden muß. Hierzu ist meistens eine Kombination mehrerer, vor allen Dingen auch gegen die Problemkeime wirksamer Antibiotika notwendig. Die Anwendung von Chloramphenicol ist absolut kontraindiziert, da es seinerseits Agranulozytosen hervorruft. Unter dieser Therapie normalisiert sich das weiße Blutbild meist innerhalb von wenigen Tagen. Gelegentlich können jedoch auch einmal wochenlange intensivmedizinische Behandlungen notwendig werden.

Unter Leponex® (Clozapin) treten im Vergleich zu anderen Neuroleptika häufiger Agranulozytosen auf. Die Behandlung mit Leponex® soll deshalb nur dann, wenn andere therapeutische Methoden versagt haben, durchgeführt werden. In jedem Falle ist in den ersten 4 Monaten eine wöchentliche Kontrolle des weißen Blutbildes erforderlich. Danach genügt eine Blutbildkontrolle in 4wöchigen Abständen. Um die Gefahr der Agranulozytose unter Leponex®-Behandlung möglichst gering zu halten, sollten nur die Patienten länger als 6 Wochen mit Leponex® behandelt werden, die wirklich von dieser Behandlung profitieren.

Es wird wegen der grundsätzlichen Möglichkeit von Blutzellschädigungen durch trizyklische Neuroleptika empfohlen, solche Präparate bei Patienten mit Blutzellschäden in der Vorgeschichte nicht anzuwenden. Dabei spielt es keine Rolle, ob diese Blutzellschäden unter einer neuroleptischen Therapie oder ohne Zusammenhang mit einer solchen Behandlung aufgetreten sind. Vor der Anwendung von trizyklischen Neuroleptika muß das Blutbild einschließlich der Thrombozytenzahl kontrolliert werden. Krankhafte Befunde bei dieser Untersuchung schließen eine Therapie mit trizyklischen Neuroleptika aus. Bei Behandlung mit den älteren trizyklischen Neuroleptika sollte in den ersten drei Behandlungsmonaten zumindest 14tägig das weiße Blutbild kontrolliert werden, danach sollten 4wöchentliche Kontrollen der Granulozyten erfolgen. Kommt es zu einem Absinken der Granulozytenzahl unter $1800/mm^3$, so muß die neuroleptische Therapie sofort abgebrochen werden. Auch Butyrophenon-Derivate sollen dann nicht als Ersatzmittel gegeben werden. Bis zur Normalisierung der Leukozytenzahl sollen weiterhin wöchentlich Blutbildkontrollen durchgeführt werden. Medikamente, die Blutzellschäden verursachen (außer dem bereits erwähnten Chloramphenicol Pyrazolon, Pyrazolidin), dürfen nicht gegeben werden. Die Patienten sind zu instruieren, daß sie bei grippalen Erscheinungen, Fieber, Zahnfleisch- und Mundschleimhautentzündungen, Halsschmerzen oder eitriger Angina sofort den Arzt aufsuchen müssen. Jede Selbstbehandlung mit schmerzstillenden oder fiebersenkenden Präparaten hat zu unterbleiben.

Thrombosen, Thrombophlebitiden, Embolien

Diese Begleitwirkungen sind stets als ernste Komplikation aufzufassen. Sie treten vor allem dann auf, wenn eine Übersedierung eine motorische Immobilisierung hervorruft. Bei akuten, mit hochgradigen Erregungszuständen einhergehenden Psychosen kann für eine Initialphase von mehreren Tagen eine intensive psychomotorische Dämpfung notwendig werden. Zur Thromboseprophylaxe sollte dann besonders bei bettlägerigen Patienten eine niedrig dosierte Heparinbehandlung in Kombination mit einer Massage- und Bewegungstherapie verordnet werden. Mit venösen Komplikationen ist vor allem dann zu rechnen, wenn in der Vorgeschichte entsprechende Störungen nachzuweisen sind. Die Häufigkeit venöser Komplikationen wird bei stationärer Therapie unterschiedlich (1–3 %) angegeben. Die Altersgruppen jenseits des 50. Lebensjahres sind besonders gefährdet. 75 % der Fälle werden in den drei ersten klinischen Behandlungswochen festgestellt.

Intrahepatische Cholestase, Ikterus

Bezogen auf die Gesamtzahl neuroleptischer Behandlungen ist der Ikterus eine sehr seltene Komplikation. Er war in den ersten Jahren der neuroleptischen Pharmakotherapie nach 1952, als nur Chlorpromazin angewandt wurde, häufiger. Die anderen trizyklischen Neuroleptika verursachen die dem Ikterus zugrundeliegende intrahepatische Cholestase sehr selten. Die Pathogenese der vor allem in den ersten Jahren der neuroleptischen Pharmakotherapie gefürchteten Ikterusfälle ist intensiv diskutiert worden. Die anfängliche Annahme, daß es sich dabei um eine toxische Leberzellschädigung handele, ist wieder aufgegeben worden. Man nimmt jetzt an, daß Neuroleptika eine allergisch bedingte Verquellung intrahepatischer Gallengänge mit daraus resultierender Cholestase hervorrufen. Es wird für möglich gehalten, daß es auf dem Boden dieser Vorschädigung zu Virusinfektionen kommen kann, die das örtlich und zeitlich gehäufte Vorkommen von Ikterusfällen erklären können. Für die allergische Bedingtheit der Gallengangverquellungen spricht die bevorzugte Manifestationszeit in der 2. bis 4. Behandlungswoche, denn auch allergische Hauterscheinungen unter der Neurolepsie sind in diesem Behandlungsabschnitt am häufigsten.

Epileptische Anfälle

Neurolepsiebedingte Krampfanfälle sind selten. Sie werden vor allem unter der Behandlung mit milden und mäßig starken Neuroleptika beobachtet. Plötzliche Dosiserhöhung, abrupte Dosisreduktion bzw. Absetzen des Medikamentes können das Auftreten der Anfälle begünstigen. Besonders häufig sind epileptische Anfälle unter Clozapin-Anwendung, vor allem wenn die Patienten Alkohol getrunken haben und ihrem normalen Schlafbedürfnis nicht nachgeben. Bestehende Epilepsie oder zerebrale Vorschädigungen sind keine notwendige Vorbedingung für die Konvulsionen, sie stellen auch keine grundsätzlichen Kontraindikationen gegen eine neuroleptische Therapie dar. Phenytoin (z. B. Zentropil®, Phenhydan®, Epanutin®) kann gegeben werden.

**Kognitive und emotionale Störungen
(dyskognitives Syndrom, apathisches Syndrom)**

Unerwünschte psychische Begleitwirkungen von Neuroleptika wurden lange Zeit unterschätzt. Nicht nur Sedierung und durch Neuroleptika ausgelöste innere Unruhe, sondern vor allem kognitive und emotionale Störungen (dyskognitives Syndrom [Heinrich u. Tegeler 1983], apathisches Syndrom) und die Minderung von Kreativität und Einfallsreichtum beeinträchtigen manche Patienten erheblich in ihrer Lebensqualität, verhindern bei zahlreichen Patienten deren berufliche und soziale Reintegration. Viele Patienten werden hierdurch veranlaßt, die dringend notwendige neuroleptische Langzeittherapie zu beenden. Diese psychischen Beeinträchtigungen sind sicherlich auch ein wesentlicher Grund für die nicht zufriedenstellende Compliance-Rate bei der neuroleptischen Langzeittherapie schizophrener Patienten. Beeinträchtigt werden durch diese psychischen Begleitwirkungen vor allem intellektuell besonders leistungsfähige differenzierte Patienten, die in anspruchsvollen Berufen tätig sind. Neuroleptika rufen in unterschiedlichem Ausmaß diese kognitiven und emotionalen Begleitwirkungen hervor. Die atypischen Neuroleptika wie Leponex® (Clozapin), Nipolept® (Zotepin) und Risperdal®

(Risperidon) haben sich in klinischen Untersuchungen in bezug auf kognitiv-emotionale Störungen nebenwirkungsärmer gezeigt als klassische Neuroleptika (Strauß u. Klieser). Die Zufriedenheit mit diesen Präparaten ist bei der Mehrheit der Patienten größer als mit konventionellen Neuroleptika. Allerdings scheinen chronisch schizophrene Patienten mit Defektsyndrom deutlich weniger unter kognitiv-emotionalen Störungen zu leiden, die von klassischen Neuroleptika verursacht werden.

Delirante Syndrome

Vor allem milde und mäßig starke, aber auch starke Neuroleptika, die eine ausgeprägte anticholinerge Wirksamkeit haben, können, besonders bei Hochdosierung, Delirien mit Desorientiertheit, Verwirrtheit, psychomotorischer Unruhe und Sinnestäuschungen meist optischer Art hervorrufen. Es sind vorwiegend Patienten jenseits des 50. Lebensjahres betroffen. Die Delirien werden in der überwiegenden Zahl der Fälle am Abend oder in der Nacht manifest, bei ungenügender nächtlicher Beobachtung der Patienten können sie übersehen werden. Es kommt vor, daß die Patienten in den Nächten vor Ausbruch des Delirs besonders lebhaft und bunt träumen. Abrupte Dosisveränderung, vor allem Dosissteigerung, begünstigt den Delirausbruch. Unter neuroleptischer Dosisreduktion und gleichzeitiger Gabe von Benzodiazepin-Präparaten, wie Valium®, Mogadan®, klingen die deliranten Erscheinungen meist innerhalb weniger Tage ab. Bei besonders schweren oder länger anhaltenden deliranten Bildern ist oft auch die kurzfristige Gabe von Distraneurin® hilfreich.

Postremissives Erschöpfungs-Syndrom, Depression bei neuroleptischer Dauertherapie

Es wurde bereits erwähnt (S. 35 ff.), daß die neuroleptische Therapie als kausaler Faktor für dieses Syndrom in Frage kommt. Die bei neuroleptischer Dauertherapie beschriebenen depressiven Herabgestimmtheiten im Sinne reduzierter Handelns- und Erlebensbereitschaft entwickeln sich erst im späteren Verlauf, wahrscheinlich als Folge der Dopamin-Rezeptorblockade. Diese pharmakogenen depressiven Verstimmungen sind als ernste Komplikationen der neuroleptischen Dauertherapie aufzufassen; sie können so intensiv werden, daß sie zu Suizidversuchen führen. Die zusätzliche Anwendung eines Antidepressivums, z.B. 50–100 mg Pertofran® (Desipramin) oder 20–40 mg Tagonis® (Paroxetin) taglich per os, wirkt häufig günstig. Beim Versagen dieser Therapiemaßnahmen und ausgeprägter Suizidalität ist häufig auch durch kombinierte Anwendung von Anticholinergika und Tranquilizern die depressive Symptomatik rasch zu bessern, insbesondere dann, wenn die Substanzen intravenös angewandt werden. Allerdings ist hierbei eine mögliche Abhängigkeitsgefahr zu berücksichtigen.

Es ist notwendig, daß der behandelnde Arzt mit dem Patienten und seinen Angehörigen offen über zu erwartende bzw. bestehende Begleitwirkungen der Neurolepsie spricht. Der Patient muß, soweit sein psychischer Zustand dies zuläßt, verantwortlich in den therapeutischen Prozeß einbezogen werden. Die bestehenden Prioritäten müssen mit ihm als einem in der therapeutischen Kooperation mitverantwortlichen Partner so erörtert werden, daß die Möglichkeit des Wiederauftretens psychotischer Symptome abgewogen wird gegen solche Begleitwirkungen der medikamentösen Behandlung, die für eine gewisse Zeit oder in einer gewissen Intensität auf Dauer in Kauf genommen werden müssen. Information und Einsicht des Patienten sind gerade in der ambulanten neuroleptischen Dauertherapie unerläßlich, wenn das Behandlungsziel einer möglichst guten sozialen Eingliederung erreicht werden soll.

Neuroleptika-Wechselwirkungen mit anderen Pharmaka

Verstärkung der Wirksamkeit von Neuroleptika

Die sedierende Wirkung neuroleptischer Substanzen wird durch folgende zentral wirksame Pharmaka verstärkt:

❖ Hypnotika
❖ Tranquilizer
❖ Sedativa
❖ Analgetika
❖ Antihistaminika
❖ Antidepressiva (besonders Präparate der Imipramin- und Amitriptylin-Gruppe)
❖ Äthylalkohol

Anticholinergika (z. B. Akineton®, Biperiden) und anticholinergisch wirksame Antidepressiva können die vegetativen (anticholinergen) Nebenwirkungen von Neuroleptika verstärken. Es kann zu Akkommodationsstörungen (Verschwommensehen), feinschlägigem Tremor, Hyperhidrosis, Harnverhaltung, Obstipation, zur Augeninnendruckerhöhung (Glaukomanfall) und (besonders bei plötzlich einsetzender höherer Dosierung) zu deliranten Verwirrtheitszuständen kommen.

Die D_2-rezeptorhemmende Wirksamkeit von Neuroleptika kann durch Dopaminantagonisten (Antiemetika wie z. B. Alizaprid, Bromoprid, Metoclopramid) intensiviert werden.

Lithiumsalze sollen in der Kombination mit Neuroleptika neurotoxisch wirken können. Eine vermehrte Inzidenz von späten extrapyramidalen Hyperkinesen ist beschrieben worden.

Die neuroleptische Wirkung wird verstärkt durch
(Hemmung der enzymatischen Metabolisierung der Neuroleptika):

- ❖ Monoaminoxydase-Hemmer
- ❖ Propranolol (Beta-Blocker)
- ❖ Paracetamol
- ❖ Orale Kontrazeptiva

Abschwächung der Neuroleptika-Wirkung

Die Neurolepsie-Intensität wird reduziert durch:

- ❖ Antazida
- ❖ Aktivkohle
- ❖ Fruchtsäfte
- ❖ Tee
- ❖ Bohnenkaffee

Vor allem neuroleptisch behandelte schizophrene Langzeitkranke schwächen die sedierende Wirkung von Neuroleptika nicht selten durch exzessiven Kaffeegenuß ab. Die genannten Getränke bilden im Magen mit Neuroleptika schwer lösliche, nicht resorbierbare Komplexe. Darüber hinaus wird die stimulierende Koffeinwirkung gesucht.

Durch Enzyminduktion wirken folgende Substanzen metabolismus-beschleunigend auf Neuroleptika:

- ❖ Carbamazepin
- ❖ Phenytoin
- ❖ Barbiturate

Rauchen hat die gleiche Wirkung, vor allem zusammen mit Kaffeegenuß kann es zu einer erheblichen Abschwächung der neuroleptischen Therapiewirkung führen.

Verstärkung von Arzneimittelwirkungen durch Neuroleptika

Die blutdrucksenkende Wirkung von Antihypertensiva sowie die tonusherabsetzende Wirkung von Muskelrelaxantien können durch Neuroleptika verstärkt werden.

Eine Wirkungsverstärkung durch Neuroleptika tritt auch bei folgenden Substanzen ein:

❖ Corticosteroide
❖ Chinidin
❖ Digoxin
❖ Propranolol
❖ Phenytoin
❖ Antikoagulantien
❖ Analgetika

Abschwächung von Arzneimittelwirkungen durch Neuroleptika

Neuroleptika vermindern die Wirkung von:

❖ oralen Antidiabetika
❖ Levodopa
❖ Bromocriptin
❖ Alpha-Methyldopa
❖ Clonidin
❖ Guanethidin

Kontraindikationen der Neuroleptika-Anwendung

– Akute Schlafmittel-, Analgetika-, Alkohol- und Psychopharmaka-Vergiftungen
– Störungen des hämatopoetischen Systems
– Schwangerschaft
– Erkrankungen des Herz-Kreislauf-Systems und Störungen der Leberfunktionen
– Suizidgefahr
– Epilepsie

Akute Schlafmittel-, Analgetika-, Alkohol- und Psychopharmaka-Vergiftungen

Neuroleptika dürfen bei akuten Schlafmittel-, Analgetika-, Alkohol- und Psychopharmaka-Vergiftungen nicht angewendet werden. Bei solchen Syndromen kann es unter der zusätzlichen Einwirkung von Neuroleptika zu deliranten Verwirrtheitszuständen und gefährlichen Kreislaufdysregulationen kommen.

Störungen des hämatopoetischen Systems

Neuroleptika sind auch kontraindiziert bei Patienten mit bekannten Störungen des hämatopoetischen Systems, vor allem bei Leukopenie bzw. Agranulozytose.

Schwangerschaft

Obwohl sich bisher kein Beweis für eine teratogenetische Wirksamkeit von Neuroleptika ergeben hat, sollte in den ersten drei Schwangerschaftsmonaten eine Behandlung mit neuroleptischen Substanzen vorsichtshalber unterbleiben. Die Anwendung von Neuroleptika unmittelbar vor der Geburt kann beim Neugeborenen zu Atmungsdepressionen und Muskelschwäche führen. Zwar bilden sich diese Störungen wieder zurück, nach Möglichkeit sollte aber die Applikation von Neuroleptika unmittelbar vor der Entbindung unterbleiben.

Erkrankungen des Herz-Kreislauf-Systems und Störungen der Leberfunktionen

Schwere Erkrankungen des Herz-Kreislauf-Systems und schwere Störungen der Leberfunktionen schließen eine neuroleptische Therapie aus. Bei älteren Patienten, vor allem bei solchen mit Neigung zur Hypotonie, muß vorsichtig dosiert werden, wenn eine neuroleptische Therapie durchgeführt werden soll. Es ist zu versuchen, mit einem Drittel der üblichen Tagesdosen auszukommen.

Suizidgefahr

Starke und sehr starke Neuroleptika können bei der Langzeit-Anwendung depressive Syndrome mit Suizidgefahr hervorrufen. Wenn bei einem Patienten eine entsprechende Vorgeschichte besteht, sollte auf ein mildes bzw. mäßig starkes Neuroleptikum übergegangen werden.

Epilepsie

Da Neuroleptika epileptische Anfälle provozieren können, ist bei bekannter Epilepsie besondere Vorsicht notwendig. Falls eine neuroleptische Therapie nicht vermieden werden kann, so sollten vor allem Butyrophenon-Präparate verordnet werden. Außerdem müssen häufiger EEG-Kontrollen durchgeführt werden.

Tabelle 1   Milde (schwache) Neuroleptika

Firmen-bezeichnung	Atosil®, Eusedon®, Promethazin 5 Berlin-Chemie®, Promkiddi®, Prothazin®	Dipiperon®	[1]Dogmatil®/-Forte [2]Arminol®, Meresa® [2]Meresa forte® Neogama® Neogama forte®
Internationale chemische Kurzbezeich-nung (generic name)	Promethazin	Floropipamid (Pipamperon, Fluorpipamid)	Sulpirid
Chemische Gruppen-zugehörigkeit*	Ph	B	A
Indikations-schwerpunkte	Sedierung bei psycho-motorischer Erregung, Hypnolepsie	produktive schizophrene Syndrome, Hypnolepsie, kindliche Erregungs-zustände	chronische Schizophrenien ohne Erregungs-symptome, Erhaltungs-therapie, depressive Syndrome
Dosierung bei klinischer Therapie mg/Tag	100–600 i. m. Inj. mögl.	160–360	300–700 [1]i. m. u. i. v. Inj. mögl. [2]i. m. u. i. v. Inj. mögl.
Dosierung bei ambulan-ter Therapie mg/Tag	50–150	40–160	100–300
Mögliche Begleit-wirkungen	Müdigkeit	Müdigkeit, Schlafbedürfnis, extrapyramidale Störungen	Trockenheit der Mund- und Nasenschleim-häute, Tachy-kardie, extra-pyramidale Symptome

* A   = Anisamid-Derivat   Ph = Phenothiazin-Derivat
   Azaph = Azaphenothiazin-Derivat   Th = Thioxanthen-Derivat
   B   = Butyrophenon-Derivat

Tabelle 1 (Fortsetzung)

Firmen-bezeichnung	Dominal® (forte)	Eunerpan®	Melleril® (retard)
Internationale chemische Kurzbezeichnung (generic name)	Prothipendyl	Melperon	Thioridazin
Chemische Gruppen-zugehörigkeit*	Azaph	B	Ph
Indikations-schwerpunkte	Hypnolepsie, Angst, innere Unruhe, zur Erhaltungs-therapie bei Schizophrenien	psycho-motorische Erregung bei hirnorganischen Störungen, akute und chronische schizophrene Syndrome	Sedierung bei innerer Unruhe, agitiert-ängstliche Depression, Schmerzzustände
Dosierung bei klinischer Therapie mg/Tag	200–480 i. m. Inj. mögl.	50–300	100–600
Dosierung bei ambulanter Therapie mg/Tag	40–200	50–100	50–200
Mögliche Begleit-wirkungen	Müdigkeit, Hypotonie, Tachykardie, kaum extra-pyramidale Symptome	extrapyramidale Symptome, Müdigkeit, Akkommoda-tionsstörungen, Mundtrocken-heit, Miktions-störungen, Hypotonie	Müdigkeit, Hypotonie, Tachykardie, kaum extra-pyramidale Symptome, Trockenheit der Schleimhäute, Ejakulations-störungen, Störungen der Hämatopoese

Tabelle 1 (Fortsetzung)

Firmen-bezeichnung	Neurocil® Tisercin®	Protactyl®	Theralene®
Internationale chemische Kurzbezeich-nung (generic name)	Levome-promazin	Promazin	Alimemazin
Chemische Gruppen-zugehörigkeit*	Ph	Ph	Ph
Indikations-schwerpunkte	Sedierung bei (depressiv gefärbter) Erregung, Angst, Schlaflosigkeit	Hypnolepsie, Sedierung tagsüber	innere Unruhe, psycho-motorische Erregung, psychovegetative Dysregulationen, Schlafstörungen
Dosierung bei klinischer Therapie mg/Tag	100–600 i. m. Inj. mögl.	100–600 i. m. u. i. v. Inj. mögl.	5–25
Dosierung bei ambulan-ter Therapie mg/Tag	50–200	50–200	5–10
Mögliche Begleit-wirkungen	Müdigkeit, orthostatische Dysregulation, Tachykardie, Akkommoda-tionsstörungen	Hypotonie, orthostatische Dysregulation, Tachykardie, Müdigkeit, extrapyramidale Störungen, Miktions-beschwerden, Störungen der Hämatopoese, Cornea- bzw. Linsenein-lagerungen	Müdigkeit, Trockenheit der Mund- und Nasenschleim-häute, Tachy-kardie, Hypotonie, extrapyramidale Symptome

* Ph = Phenothiazin-Derivat
  Th = Thioxanthen-Derivat

Tabelle 1   (Fortsetzung)

Firmen-bezeichnung	Truxal® Truxaletten® Taractan®
Internationale chemische Kurzbezeichnung (generic name)	Chlorprothixen
Chemische Gruppen-zugehörigkeit*	Th
Indikations-schwerpunkte	Sedierung bei (depressiv gefärbter) Erregung, Angst, Schlaflosigkeit
Dosierung bei klinischer Therapie mg/Tag	100–600 i. m. Inj. mögl.
Dosierung bei ambulan-ter Therapie mg/Tag	50–150
Mögliche Begleit-wirkungen	Müdigkeit, Trockenheit der Mund- und Nasen-schleimhäute, Tachykardie, Schwitzen, Akkommoda-tionsstörungen

Tabelle 2   Mäßig (mittel-)starke Neuroleptika

Firmen-bezeichnung	Leponex®	Ciatyl®	Ciatyl-Z® Acuphase®
Internationale chemische Kurzbezeich-nung (generic name)	Clozapin	Clopenthixol	Zuclopenthixol-acetat
Chemische Gruppen-zugehörigkeit*	Diazepin-Derivat	Th	Th
Indikations-schwerpunkte	akute und chronische schizophrene Syndrome, Manie, psycho-motorische Erregtheit, späte Hyper-kinesen	akute und chronische Schizophrenien, leichtere Manien	akute Schizo-phrenie
Dosierung bei klinischer Therapie mg/Tag	200–500 i. m. Inj. mögl.	75–150 i. m. u. i. v. Inj. mögl.	50–200 i. m. tägl. –dreitägig
Dosierung bei ambulan-ter Therapie per os mg/Tag	100–300	20–50	50–100
Mögliche Begleit-wirkungen	Müdigkeit, orthostatische Dysregulatio-nen, Hypo-tonie, initiale Temperatur-steigerungen, Leukopenie, Agranulo-zytose[1]	Müdigkeit, Hypotonie, extrapyramidale Symptome, selten Haut-veränderungen und Störungen der Hämato-poese	siehe Ciatyl®

* Ph = Phenothiazin-Derivat
  Th = Thioxanthen-Derivat

[1] Wegen lebensbedrohlicher Aganulozytose darf Leponex® nur in Kliniken unter wö-chentlichen Blutbildkontrollen während der ersten drei Behandlungsmonate angewen-det werden. Die Anwendung ist auf Fälle der Unverträglichkeit gegenüber anderen Neuroleptika zu beschränken.

Tabelle 2 (Fortsetzung)

Firmen-bezeichnung	Sedanxol®	Psyquil®	Taxilan®
Internationale chemische Kurzbezeich-nung (generic name)	Zuclopenthixol	Triflupromazin	Perazin
Chemische Gruppen-zugehörigkeit*	Th	Ph	Ph
Indikations-schwerpunkte	akute und chronische Schizophrenie, leichtere Manien	akute und chronische Schizophrenien, in niedrigen Dosen zur Schafinduktion und Sedierung auch bei nicht-psychotischer innerer Unruhe, Übelkeit, Erbrechen	paranoid-halluzinato-rische, hebe-phrene und residuale schizophrene Syndrome, Akut- und Dauertherapie
Dosierung bei klinischer Therapie mg/Tag	25–75	50–200 i. m. u. i. v. Inj. mögl.	100–600 i. m. Inj. mögl.
Dosierung bei ambulan-ter Therapie per os mg/Tag	25–50	25–100	75–250
Mögliche Begleit-wirkungen	Müdigkeit, Hypotonie, extrapyramidale Symptome, selten Hautverände-rungen und Störungen der Hämatopoese	extrapyramidale Symptome, Müdigkeit, Hypotonie, Tachykardie, Akkommoda-tionsstörungen, Trockenheit der Mund- und Nasen-schleimhäute	extrapyramidale Symptome, seltener vegetative Symptome

Tabelle 2 (Fortsetzung)

Firmen-bezeichnung	Nipolept®
Internationale chemische Kurzbezeich-nung (generic name)	Zotepin
Chemische Gruppen-zugehörigkeit	Diazepin-Derivat
Indikations-schwerpunkte	siehe Taxilan®
Dosierung bei klinischer Therapie mg / Tag	100 – 400
Dosierung bei ambulan-ter Therapie per os mg / Tag	50 – 300
Mögliche Begleit-wirkungen	Müdigkeit, orthostatische Dysregulation, Hypotonie, initiale Temperatur-steigerung, Obstipation

Tabelle 3 Starke Neuroleptika

Firmen- bezeichnung	Risperdal®	Haldol®-Janssen Sigaperidol® Haloperidol Stada® Haloperidol ratiopharm® Haloperidol-Gry® Haloperidol- Rotexmedica Buteridol® duraperidol®	Decentan®
Internationale chemische Kurzbezeich-nung (generic name)	Risperidon	Haloperidol	Perphenazin
Chemische Gruppen-zugehörigkeit*	Benzisoxazol	B	Ph
Indikations-schwerpunkte	akute und chronische Schizophrenien, Positiv- und Negativ-symptomatik	akute und chronische Schizophrenien, psycho-motorische Erregungs-zustände, Manien	akute, mit psycho-motorischer Erregung einhergehende und chronische Schizophrenien, choreatische Syndrome
Dosierung bei klinischer Therapie mg/Tag	4–8	10–100 i. m. u. i. v. Inj. mögl.	16–64 i. m. u. i. v. Inj. mögl.
Dosierung bei ambulan-ter Therapie mg/Tag	4–8	2–10	8–32
Mögliche Begleit-wirkungen	Schlaflosigkeit, Erregtheit, Angstzustände	extrapyramidale Symptome, Müdigkeit	extrapyramidale Symptome, Müdigkeit, Akkommoda-tionsstörungen

* B = Butyrophenon-Derivat
Ph = Phenothiazin-Derivat

Tabelle 3 (Fortsetzung)

Firmen-bezeichnung	Jatroneural® 2 retard
Internationale chemische Kurzbezeich-nung (generic name)	Trifluoperazin
Chemische Gruppen-zugehörigkeit*	Ph
Indikations-schwerpunkte	Angst und Spannungs-zustände mit somatischen Auswirkungen
Dosierung bei klinischer Therapie mg/Tag	2–4
Dosierung bei ambulan-ter Therapie mg/Tag	2–4
Mögliche Begleit-wirkungen	extrapyramidale Symptome, Müdigkeit, Mund-trockenheit, Schwindel

* Ph = Phenothiazin-Derivat

Tabelle 4 Sehr starke Neuroleptika

Firmen-bezeichnung	Lyogen® (retard/forte) Dapotum® (acutum)	Impromen® Tesoprel®	Fluanxol®
Internationale chemische Kurzbezeich-nung (generic name)	Fluphenazin	Bromperidol	Flupentixol
Chemische Gruppen-zugehörigkeit*	Ph	B	Th
Indikations-schwerpunkte	akute und chronische Schizophrenien	akute und chronische Schizophrenien	akute und chronische Schizophrenien
Dosierung bei klinischer Therapie mg/Tag	6–40 i. m. u. i. .v. Inj. mögl.	10–15	10–30
Dosierung bei ambulanter Therapie mg/Tag	3–6	2–10	5–15
Mögliche Begleit-wirkungen	extrapyramidale Symptome, Müdigkeit, Akkommoda-tionsstörungen, Trockenheit der Mund- und Rachen-schleimhäute	extrapyramidale Symptome	extrapyramidale Symptome, Hypotonie, Tachykardie

* B = Butyrophenon-Derivat
Ph = Phenothiazin-Derivat
Th = Thioxanthen-Derivat

Tabelle 4 (Fortsetzung)

Firmen-bezeichnung	Orap®(forte), Antalon®	Triperidol®	Glianimon®
Internationale chemische Kurzbezeichnung (generic name)	Pimozid	Trifluperidol	Benperidol
Chemische Gruppen-zugehörigkeit*	D	B	B
Indikations-schwerpunkte	vor allem ambulante Lang-zeittherapie schizophrener Psychosen	akute und chronische Schizophrenien, schizophrene Residual-zustände, Autismus	akute und chronische Schizophrenien, vor allem mit Wahn-symptomatik, psychotische Spannungs- und Erregungs-zustände
Dosierung bei klinischer Therapie mg/Tag	4–10	2–8	2–12 i. m. u. i. v. Inj. mögl.
Dosierung bei ambulan-ter Therapie mg/Tag	1–6	1–4	0,5–3
Mögliche Begleit-wirkungen	extrapyramidale Symptome, innere Unruhe	extrapyramidale Symptome	extrapyramidale Symptome, Müdigkeit, Hypotonie

* B = Butyrophenon-Derivat
 D = Diphenylbutylpiperidin-Derivat

Tabelle 5 Depot-Neuroleptika

Firmen-bezeichnung	Imap®	Fluanxol® Depot	Dapotum® D/ Minor Lyogen® Depot
Internationale chemische Kurzbezeich-nung (generic name)	Fluspirilen	Flupentixol-decanoat	Fluphenazin-decanoat
Chemische Gruppen-zugehörigkeit*	D	Th	Ph
Indikations-schwerpunkte	chronische Schizophrenien, Erhaltungs- bzw. Langzeittherapie, innere Unruhe, Angst, affektive Labilität (Neuro-leptanxiolyse)	chronische Schizophrenien, Erhaltungs- bzw. Langzeittherapie	chronische Schizophrenien, Erhaltungs- bzw. Langzeittherapie
Dosierung bei klinischer Therapie mg i. m. Applikation	2–10	20–60	12,5–100 2,5 (Neurolept-anxiolyse)
Dosierung bei ambulan-ter Erhaltungs-therapie mg i. m.	1–6	20–30	12,5–50 2 (Neurolept-anxiolyse)
Applikations-intervalle in Wochen	1–1½	1–3	1–4
Mögliche Begleit-wirkungen	Müdigkeit, extrapyramidale Symptome	extrapyramidale Symptome, Hypotonie	extrapyramidale Symptome

* D = Diphenylbutylpiperidin-Derivat
Ph = Phenothiazin-Derivat
Th = Thioxanthen-Derivat

Tabelle 5 (Fortsetzung)

Firmen-bezeichnung	Decentan® Depot	Ciatyl® Depot	Haldol®-Janssen Decanoat
Internationale chemische Kurzbezeich-nung (generic name)	Perphenazin-önanthat	Clopenthixol-decanoat	Haloperidol-decanoat
Chemische Gruppen-zugehörigkeit*	Ph	Th	B
Indikations-schwerpunkte	chronische Schizophrenien, Erhaltungs- bzw. Langzeit-therapie, Manien	chronische Schizophrenien, Erhaltungs- bzw. Langzeit-therapie	chronische Schizophrenien, Manien, Langzeit- und Erhaltungs-therapie
Dosierung bei klinischer Therapie mg i. m. Applikation	50–200	200–400	100–300
Dosierung bei ambulan-ter Erhaltungs-therapie mg i. m.	50–100	100–300	50–150
Applikations-intervalle in Wochen	1–4	2–3	1–4
Mögliche Begleit-wirkungen	extrapyramidale Symptome, Müdigkeit, Mundtrocken-heit	extrapyramidale Symptome, Miktions-störungen Cornea- bzw. Linsenein-lagerungen	extrapyramidale Symptome, Müdigkeit

* B = Butyrophenon-Derivat
Ph = Phenothiazin-Derivat
Th = Thioxanthen-Derivat

Antidepressiva (Thymoleptika)

Entwicklung

1957 veröffentlichte der Schweizer Psychiater R. Kuhn seine Beobachtungen bei der Behandlung depressiver Zustände mit einem Iminodibenzyl-Derivat und leitete damit die Entwicklung der modernen antidepressiven Therapie ein. Bei dem untersuchten Präparat handelte es sich um Imipramin (Tofranil®). Es war zunächst als ungenügend wirksames Neuroleptikum klassifiziert worden, tatsächlich ähnelt seine chemische Konstitution der des Chlorpromazins (s. Abb. 11).

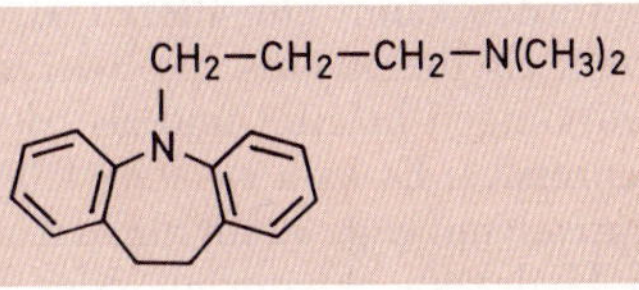

Abb. 11 Imipramin als Beispiel eines trizyklischen Thymoleptikums

Es erwies sich, daß Imipramin in den angewandten Dosen zwar keinen neuroleptischen Effekt auf die extrapyramidalen Funktionen hatte, die depressive Stimmung jedoch anhob und auch den daniederliegenden Antrieb durch Hemmungslösung besserte. Außerdem wirkte es bis zu einem gewissen Grade angstlösend und in höheren Dosen auch sedierend. Mit diesen Wirkungseigentümlichkeiten vereinigt die Substanz alle im weitesten Sinne „antidepressiven" Wirkungskomponenten, die auch später entwickelte antidepressive Substanzen unterschiedlicher chemischer Struktur aufweisen. Diese neu entwickelten Präparate haben zum Teil ihren Wirkungsschwerpunkt auf der stimulierend-hemmungslösenden Seite des Spektrums, zum Teil auf der angstlösend-sedierenden. Desipramin (Pertofran®) ist ein typischer Vertreter der stark stimulierend wirkenden Präparate dieser Art, Amitriptylin (Laroxyl®, Saroten®, Equilibrin®) wirkt vor allem angstlösend-sedierend. Durch Variierung der Dosis lassen sich bei manchen Präparaten, zum Beispiel bei Tofranil® (Imipramin) oder Noveril® (Dibenzepin), dynamisch bipolare Wirkungsdifferenzierungen erzielen, d.h. daß die Substanzen in niedriger Dosierung (z.B. 75 mg Tofranil® per os täglich) eher eine hemmungslösend-stimulierende Wirksamkeit haben, während sie in höheren Dosen (z.B. über 350 mg Tofranil® täglich per os) eine Sedierung hervorrufen. Neben dieser „Dosisregel" ist die „Phasenregel" zu beachten, nach der die sedierende Wirksamkeit von Antidepressiva vor allem in den ersten 3–5 Tagen ausgeprägt ist, danach nimmt sie auch unter Beibehaltung der ursprünglichen Tagesdosis wieder ab.

Gleichzeitig mit der ersten Beschreibung der depressionslösenden Wirkung des Imipramins wurde 1957 die antidepressive Wirksamkeit von Monoaminoxydase-Hemmern von Loomer u. Mitarb. zur wissenschaftlichen Diskussion gestellt. Der psychiatrischen Anwendung dieser Substanzen waren die Erfahrungen der Tuberkuloseärzte vorausgegangen, nach denen Monoaminoxydase-Hemmer wie das von der genannten Arbeitsgruppe verwandte Marsilid® (Iproniazid) eine tuberkulostatische und auch antidepressiv-stimulierende Wirksamkeit hatten. In Deutschland hat sich die Anwendung von Tranylcypromin als Parnate® bzw. als Jatrosom N® erhalten. Der vor kurzem eingeführte MAO-Hemmer Aurorix® (Moclobemid) wirkt nur gegen die Monoaminoxydase A, die Wirksamkeit der Monoaminoxydase B bleibt erhalten, so daß Tyramin weiterhin abgebaut werden kann. Die älteren MAO-Hemmer erwiesen sich in ihrer Mehrzahl als therapeutisch schwer steuerbar, durch komplizierende Begleitwirkungen belastet und als partiell inkompatibel mit trizyklischen Antidepressiva. Es kam zu Todesfällen, wenn zunächst ein trizyklisches Antidepressivum angewandt und danach ein Monoaminoxydase-Hemmer vom Hydrazin-, Hydrazid- oder Harman-Typ gegeben worden war.

Die klassischen Monoaminoxydase-Hemmer erwiesen sich als dynamisch monopolare antidepressive Substanzen, die überwiegend auf die psychomotorische Hemmung und den vitalen Tonusverlust einwirken. Die dynamisch bipolare Wirksamkeit der trizyklischen Antidepressiva entspricht dagegen einer polyvalent antidepressiven Wirkung, da sie stimmungshebend, antriebssteigernd, vital tonisierend, angstlösend, sedierend und wahnbeseitigend ist. Sie kann in Abhängigkeit von Dosis, Behandlungsphase und allerdings auch von der chemischen Konstitution mit jeweils verschiedenen Wirkungsschwerpunkten emotionale, psychomotorische, vital-vegetative und inhaltliche gedankliche Normabweichungen kompensieren.

Nach den trizyklischen Antidepressiva wurden tetrazyklische Antidepressiva entwickelt; sie unterscheiden sich hinsichtlich ihrer therapeutischen Effekte nicht grundsätzlich von den älteren Substanzen. Tetrazyklische Antidepressiva sind Tolvin® (Mianserin) und Ludiomil® (Maprotilin). Neuere Entwicklungen sind auch die Antidepressiva Vivalan® (Viloxazin), Fluctin® (Fluoxetin), Seroxat® und Tagonis® (Paroxetin) und Fevarin® (Fluvoxamin). Diese Substanzen sind hinsichtlich ihrer chemischen Struktur verschieden von den tri- und tetrazyklischen Antidepressiva, sie bilden auch miteinander keine chemisch einheitliche Gruppe.

Eine prophylaktische antidepressive Wirkung von Antidepressiva ist nur bei einem Teil der Patienten zu beobachten. Eine größere Zahl von Patienten zeigt trotz der Verabreichung von Antidepressiva im depressionsfreien Intervall später neue depressive Phasen. Unter diesen Umständen bedeutete die vor allem auf Schou (1960) zurückgehende Empfehlung der Lithium-Prophylaxe bei endogenen Depressionen und Manien einen wesentlichen Fortschritt. Die antimanische Lithium-Wirkung war zwar durch den Australier Cade 1949 nachgewiesen worden, man hatte diesen Untersuchungsergebnissen zunächst jedoch keine Bedeutung beigemessen. Schou stellte fest, daß Lithiumsalze einen prophylaktischen Schutz gegen manische und depressive Phasen ermöglichen, bei bestehender Manie wirken Lithiumsalze kurativ antimanisch. Liegt eine endogen depressive Phase bereits vor, so sind Lithium-Verbindungen bei den meisten Patienten gegen diese Phase wirkungslos. In jüngerer Zeit hat sich das therapeutische Spektrum mit der Möglichkeit der prophylaktischen Behandlung affektiver Erkrankungen durch den Einsatz von Antikonvulsiva, besonders von Tegretal®, Timonil® und Sirtal® (Carbamazepin), erweitert.

Pharmakologische Daten

Obwohl ein geeignetes Tiermodell der Depressionen fehlt, zeigt ein größerer Teil der Antidepressiva, vor allem die Gruppe der Trizyklika, ähnliche Wirkungen im pharmakologischen Tierversuch. Bei der pharmakologischen Durchuntersuchung (screening) neuer psychotroper Substanzen mit unbekannter Wirkung können im Tierversuch folgende pharmakologische Daten auf eine mögliche antidepressive Wirksamkeit beim Menschen hinweisen:

Reserpin-Antagonismus

Am Versuchstier wird die reserpinbedingte Sedierung durch Antidepressiva aufgehoben. Außerdem wirken diese der durch Reserpin hervorgerufenen Lidptose, der Katalepsie, der Hypotonie und Potenzierung der Äthylalkohol- und Barbiturat-Wirkung entgegen. Auch die der Reserpin-Wirkung sehr ähnliche Tetrabenazin-Wirkung wird durch trizyklische Antidepressiva neutralisiert. Reserpin und Tetrabenazin setzen biogene Amine aus den Speicherorganen frei, dadurch kommt es zu einem vermehrten Abbau dieser Transmittersubstanzen, so daß sie am synaptischen Spalt in verringerter Menge vorhanden sind.

Anticholinerge Wirksamkeit

Die meisten Antidepressiva gehören zur Gruppe der anticholinergisch wirksamen Substanzen. Dies wird mittels der antagonistischen Wirksamkeit auf tremorinbedingten Tremor festgestellt. Periphere Acetylcholin-Wirkungen und die Auswirkungen von Vagusreizungen werden neutralisiert. Die durch die Cholinergika Physostigmin, Nikotin und Arecolin bewirkten EEG-Symptome (Herabsetzung der Amplitude, Frequenzerhöhung) werden durch die anticholinergisch wirksamen Antidepressiva zum Verschwinden gebracht.

Potenzierende Wirkung auf adrenergische Substanzen

Trizyklische Antidepressiva potenzieren die zentrale und periphere Wirksamkeit vor allem von Noradrenalin, aber auch von Amphetaminen. Es wird vermutet, daß in der Vermehrung der biogenen Amine an den Synapsen durch Hemmung der Rückresorption in die präsynaptischen Speicherorganellen ein wesentlicher Wirkungsfaktor der antidepressiven Psychopharmaka bei depressiven Syndromen zu sehen ist.

Erregbarkeitssteigerung

Versuchstiere, z. B. Ratten, die trizyklische Antidepressiva erhalten haben, verhalten sich bewegungsarm, manchmal regungslos. Dabei besteht jedoch im Gegensatz zu dem Versuchstierverhalten unter neuroleptischer Einwirkung eine gesteigerte Erregbarkeit. Die Tiere sind „gespannt". Nimmt die Zahl der Tiere im Versuchskäfig zu, so kann sich diese Gespanntheit in Aggressionsverhalten äußern. Durch Antidepressiva wird der bei Jungtieren durch soziale Isolation hervorgerufene Aktivitätsverlust gemindert oder aufgehoben. Die veränderten Verhaltensweisen von Versuchstieren, besonders von Ratten, die längere Zeit chronischem Streß ausgesetzt wurden, können durch Antidepressiva-Gabe ausgeglichen werden. Es gibt eine Anzahl weiterer einschlägiger Tests, wie den Learned-helplessness-Test, den Behavioral Despair-Test und den Cheese-Effekt.

Die *tetrazyklischen Antidepressiva* Ludiomil® (Maprotilin) und Tolvin® (Mianserin) entsprechen in ihrem pharmakologischen Wirkungsspektrum nicht ganz dem der trizyklischen Antidepressiva. Maprotilin wirkt im Tierversuch sedierend, Mianserin ist nicht in der Lage, die Reserpin-Wirkung zu neutralisieren, es hat jedoch eine Antiserotonin-Wirkung. Thombran® (Trazodon) ist pharmakologisch dem Mianserin ähnlich. Vivalan® (Viloxazin) läßt ähnlich wie die trizyklischen Antidepressiva einen Reserpin-Antagonismus erkennen, es verstärkt jedoch nicht die Amphetamin-Wirkung. Fluctin® (Fluoxetin), Fevarin® (Fluvoxamin), Seroxat® und Tagonis® (Paroxetin) wird eine selektive serotonerge Wirkung zugeschrieben.

Die pharmakologische Wirkung der Monoaminoxydase-Hemmer wurde bereits 1960 von Pletscher u. Mitarb. untersucht. Durch die Hemmung der Aktivität des Enzyms Monoaminoxydase werden die als Transmittersubstanzen an den Synapsen fungierenden biogenen Amine vermehrt.

Infolge dieser Abbauhemmung im zentralen Nervensystem können Krämpfe entstehen. Die klassischen MAO-Hemmer verstärken die Wirkung von Tryptophan und Tryptamin sowie die entsprechenden oxydierten Verbindungen. Tyraminhaltige Nahrungsmittel, z. B. Stiltonkäse, Heringe, Rotwein, Bier, können unter der Therapie mit diesen Monoaminoxydase-Hemmern erhebliche Komplikationen (heftige Kopfschmerzen, abrupter Blutdruckanstieg) bedingen, da Monoaminoxydase-Hemmer den normalen raschen Tyraminabbau verhindern. Der neue Monoaminoxydase-Hemmer Aurorix® (Moclobemid) hemmt in reversibler Weise nur die Monoaminoxydase A, die Monoaminoxydase B steht weiter für den Tyraminabbau zur Verfügung, so daß die bei den älteren Monoaminoxydase-Inhibitoren auftretenden Komplikationen nicht zu befürchten sind.

Die Monoaminoxydase-Hemmer heben wie die trizyklischen Thymoleptika die Reserpin-Wirkung auf.

Biochemische Befunde

Trotz intensiver Forschungsarbeit ist der Wirkungsmechanismus der Antidepressiva bisher nicht ausreichend aufgeklärt worden. Eine Vielzahl von neurobiochemischen Wirkungen antidepressiver Substanzen ist relativ gut bekannt. Unklarheit herrscht aber weiterhin über die Bedeutung dieser Wirkungen. Dies liegt vor allem daran, daß die biochemischen Grundlagen der Depressionen nicht geklärt sind. Die Katecholamine (Adrenalin, Noradrenalin, Dopamin) und Serotonin (5-Hydroxytryptamin) stehen seit etwa 25 Jahren im Vordergrund des Interesses der biochemischen Depressionsforschung. Diese Schwerpunktbildung wurde vor allem durch die Befunde der depressionsauslösenden Wirkung des Reserpins und der antidepressiven Wirksamkeit der trizyklischen Antidepressiva und der Monoaminoxydase-Hemmer hervorgerufen. Es wurde zunächst vermutet, daß bei Depressionen ein Mangel an biogenen Aminen als Transmittersubstanzen an den Synapsen vorliege. Dabei glaubte eine Reihe von Forschern, daß vor allem ein Serotoninmangel Ursache der depressiven Syndrome sei, und führte die antidepressive Wirkung der Psychopharmaka auf eine Verstärkung der Serotonin-Wirkung an den zerebralen interneuralen Verbindungsstellen zurück. Diese Serotonin-Mangel-Hypothese wird durch die klinischen Behandlungserfolge mit den selektiven Serotonin-Wiederaufnahme-Hemmern wie Fluctin® (Fluoxetin), Fevarin® (Fluvoxamin), Tagonis® und Seroxat® (Paroxetin) gestützt.

Andere Befunde sprechen für einen depressiogenen Mangel an Noradrenalin. Stark wirksame Antidepressiva wie die desmethylierte Form des Imipramins Pertofran®(Desipramin), Ludiomil® (Maprotilin) und Oxaprotilin führen durch Hemmung der Wiederaufnahme von Noradrenalin in die intrazellulären Speichervesikel zu einer Anreicherung dieses Katecholamins an den Synapsen, ohne dabei gleichzeitig die Wiederaufnahme von Serotonin stärker zu hemmen. Auch die Hypothese, daß es sich bei Depressionen entweder um eine serotonerge oder eine noradrenerge Störung handele, ließ sich durch klinische Cross-over-Versuche mit Serotonin- oder Noradrenalin-Wiederaufnahme-Inhibitoren nicht sichern.

Da die meisten Antidepressiva eine Wirkung auf die Muskarin-Rezeptoren zeigen, gewann die von Janowski u. a. 1972 postulierte cholinerg-aminerge Imbalance-Theorie depressiver Erkrankungen an Bedeutung. Janowski vermutete als Ursache depressiver Erkrankungen ein Übergewicht zentralnervöser cholinerger Transmitter gegenüber aminergen Überträgerstoffen. Auch eine Beeinflussung des dopaminergen Systems als Ursache der antidepressiven Wirkung von Psychopharmaka wird diskutiert. Auch hier sind die Forschungsergebnisse noch nicht eindeutig. Der antidepressive Effekt von Stangyl® (Trimipramin) könnte durch seinen selektiven Dopamin-Antagonismus erklärt werden. Andererseits entfalten dopaminerg wirkende Präparate wie Amineptin und Buprobion ebenfalls einen depressionslösenden Effekt. Nicht geklärt ist auch die Frage, inwieweit die histaminrezeptor-blockierenden Eigenschaften von Antidepressiva mit ihrer antidepressiven Wirkung im Zusammenhang stehen. Sedierung und Angstlösung scheinen dabei mit einer Blockade von H_1-Rezeptoren verbunden zu sein. Eine Empfindlichkeitsminderung postsynaptischer beta-adrenerger Rezeptoren (Sulser et al. 1980) i. S. einer sog. Beta-Down-Regulation wurde ebenfalls als Wirkungsmechanismus der antidepressiven Behandlung diskutiert. Hierfür sprach vor allem die Tatsache, daß die antidepressive Wirkung von Psychopharmaka erst nach 7–14 Behandlungstagen manifest wird und auch erst nach dieser Zeit die Beta-Down-Regulation eintritt. Nicht alle Präparate bewirken aber eine Beta-Down-Regulation. Beispiele hierfür sind Thombran® (Trazodon), Tolvin® (Mianserin) und Stangyl® (Trimipramin). Untersuchungen mit dem Versuchspräparat Levoprotilin, das weder die Noradrenalin- noch die Serotonin-Aufnahme beeinflußt noch die Monoaminoxydase hemmt oder zu einer sog. Beta-Down-Regulation führt, könnten die Hypothese stützen, nach der die Ursache der Depressionslösung in einer Aktivitätssteigerung postsynaptischer $Alpha_1$-Rezeptoren besteht.

Es ist bisher noch nicht bekannt, auf welchen biochemischen Mechanismen die prophylaktische Wirkung der Lithiumsalze gegen depressive und manische Phasen und die antimanische Wirksamkeit bei bestehender Manie beruhen. Die bisherigen Befunde lassen sich nicht zu einer konsistenten Theorie der biochemischen Lithium-Wirkung zusammenfügen. Angenommen wird eine kompetitive Lithium-Wirkung gegenüber dem Kalzium. Möglicherweise vermehren Lithiumsalze den Serumgehalt an Tryptophan, das als Serotoninvorläufer eine wichtige Rolle im Transmittergleichgewicht im synaptischen Spalt spielt. Lithium beeinflußt wohl auch die Rezeptorempfindlichkeit, es gibt Hinweise darauf, daß seine Salze eine abnorm gesteigerte Sensitivität von Dopamin- und Acetylcholin-Rezeptoren mindern. Die Adenylatcyclase wird gehemmt, dies beeinflußt die Bildung des „second messenger" cAMP. Vage sind auch die Hinweise auf eine Beeinflussung von chronobiologischen Abläufen bei depressiven Syndromen durch Lithiumsalze. Es scheint gesichert zu sein, daß durch kontinuierliche Lithium-Applikation die Metaboliten von Noradrenalin und Serotonin vermehrt werden. Allerdings sind auch bei endogen depressiven Erkrankungen Störungen des Elektrolytstoffwechsels festgestellt worden. Lithium soll auf die Nervenzellmembranen regulierend einwirken, wie dies von Natrium und Kalium bekannt ist. Möglicherweise wird bei der prophylaktischen Anwendung von Lithiumsalzen Noradrenalin am postsynaptischen Rezeptor vermehrt, die depressionsverhindernde Wirksamkeit des Lithium ist hypothetisch damit erklärt worden.

Vorbemerkungen zur Einteilung und Anwendung der Antidepressiva

Die Gruppe der Antidepressiva läßt sich unter Verzicht auf feinere Nuancierungen nach dem jeweiligen Überwiegen bzw. Zurücktreten einzelner Komponenten der polyvalenten Gesamteffektivität der ihr angehörenden Substanzen ordnen.

Zwischen den beiden Polen **psychomotorische Stimulierung** und **Sedierung** ergibt sich die folgende Reihe:

❖ Parnate®, Jatrosom N®	(Tranylcypromin)	Stimulierung
❖ Aurorix®	(Moclobemid)	↑
❖ Pertofran®	(Desipramin)	
❖ Nortrilen®	(Nortriptylin)	
❖ Anafranil®	(Clomipramin)	
❖ Tofranil®	(Imipramin)	
❖ Gamonil®	(Lofepramin)	
❖ Vivalan®	(Viloxazin)	
❖ Fevarin®	(Fluvoxamin)	
❖ Fluctin®	(Fluoxetin)	
❖ Tagonis®, Seroxat®	(Paroxetin)	
❖ Ludiomil®, Aneural®, Depressase®, Deprilept®, Kanopan®, Mapro-Gry®, Maprolu®, Mapro-Tablinen®, Maprotilin HCl-ratiopharm®, Mirpan®, Psymion®	(Maprotilin)	
❖ Noveril®	(Dibenzepin)	
❖ Thombran®	(Trazodon)	
❖ Tolvin®	(Mianserin)	
❖ Equillbrin®	(Amitriptylinoxid)	

❖ Saroten®, Laroxyl®,
   Amineurin®, Novoprotect®   (Amitriptylin)
❖ Limbatril®   (Amitriptylin
                                   + Chlordiazepoxid)
❖ Longopax®   (Amitriptylin
                                   + Perphenazin)
❖ Idom®   (Dosulepin)
❖ Aponal®, Sinquan®   (Doxepin)
❖ Stangyl®   (Trimipramin)   Sedierung

Eine weitere Verlängerung der Aufzählung ergibt sich durch die
Berücksichtigung milder Neuroleptika mit depressionslösender
und sedierender Wirkung:

❖ Melleril®   (Thioridazin)
❖ Truxal®, Taractan®   (Chlorprothixen)
❖ Neurocil®   (Levomepromazin)   ▼

Desipramin ist die trizyklische Substanz mit der intensivsten psychomotorischen Stimulierungspotenz, Levomepromazin hat den stärksten psychomotorischen Dämpfungseffekt. Thioridazin, Chlorprothixen und Levomepromazin sind wegen ihrer Zwischenstellung zwischen den Neuroleptika und Thymoleptika (Antidepressiva) auch als *Neuro-Thymoleptika* bezeichnet worden. Die Positionen der anderen Verbindungen in dieser Aufstellung resultieren aus ihrem jeweils auf die benachbarten Substanzen bezogenen Verhältnis von Stimulations- bzw. Sedierungswirksamkeit. Die Reihenfolge ist allerdings nicht starr, sie trifft nur zu, wenn vergleichbare mittlere Dosierungen zu Grunde gelegt werden. Wird zum Beispiel das depressionslösende und psychomotorisch stimulierende Tofranil® (Imipramin) hoch dosiert (über 350 mg täglich), so gerät man in einen dämpfenden Wirkungsbereich hinein. Auf den äußersten Positionen der Reihe ist diese dynamisch bipolare Wirksamkeit allerdings nicht mehr nachweisbar. Im übrigen ist die große Variabilität individueller Reaktionsweisen der behandelten Patienten zu berücksichtigen.

Kielholz (1971) unterschied bei der Pharmakotherapie depressiver Syndrome die Zielsyndrome der ängstlich-psychomotorischen Erregtheit, der vital-depressiven Verstimmung und der psychomotorischen Gehemmtheit. In Korrelation zu diesen Zielsyndromen der Thymolepsie lassen sich Antidepressiva vom Desipramin-Typ mit intensiver psychomotorischer Stimulationswirkung und ausgeprägter stimmungsaufhellender Wirksamkeit zusammenfassen.

Zum **Desipramin-Typ** gehören:

❖ Aurorix®   (Moclobemid)
❖ Parnate®, Jatrosom N®   (Tranylcypromin)
❖ Pertofran®   (Desipramin)
❖ Nortrilen®   (Nortriptylin)

Zum **Imipramin-Typ** gehören:

❖ Anafranil®   (Clomipramin)
❖ Tofranil®   (Imipramin)
❖ Gamonil®   (Lofepramin)
❖ Vivalan®   (Viloxazin)
❖ Fluctin®   (Fluoxetin)
❖ Fevarin®   (Fluvoxamin)
❖ Tagonis®, Seroxat®   (Paroxetin)
❖ Tolvin®   (Mianserin)
❖ Ludiomil®   (Maprotilin)

Diese Thymoleptika haben gegenüber dem Desipramin-Typ eine geringere psychomotorische Stimulationswirkung, ihre depressionslösende Wirksamkeit ist wesentlich größer, als dritte Wirkungskomponente kann eine psychomotorische Sedierung hinzutreten.

Unter der Gruppenbezeichnung **Amitriptylin-Typ** sind zu subsumieren:

❖ Noveril®   (Dibenzepin)
❖ Thombran®   (Trazodon)
❖ Saroten®, Laroxyl®, Amineurin®,
   Novoprotect®   (Amitriptylin)
❖ Limbatril®   (Amitriptylin + Chlordiazepoxid)
❖ Longopax®   (Amitriptylin + Perphenazin)
❖ Equilibrin®   (Amitriptylinoxid)
❖ Idom®   (Dosulepin)
❖ Aponal®, Sinquan®   (Doxepin)
❖ Stangyl®, Herphonal®   (Trimipramin)

Substanzen vom Amitriptylin-Typ haben keinen klinisch verwendbaren stimulierenden Effekt mehr, sie wirken stimmungsaufhellend und psychomotorisch dämpfend. Sie sind vor allem indiziert bei depressiven Syndromen mit ängstlicher Agitiertheit und Schlaflosigkeit. Die Kombinationspräparate Limbatril® und Longopax® haben eine besonders deutliche entängstigende und sedierende Wirksamkeit.

Bei den *Neuro-Thymoleptika*, die als milde Neuroleptika bereits abgehandelt wurden, steht die psychomotorische Dämpfung im Vordergrund, die stimmungsaufhellende Wirkung ist relativ gering.

CH$_2$—CH$_2$—CH$_2$—NH—CH$_3$

Desipramin (Pertofran®)

a
Desipramin-Typ

CH$_2$—CH$_2$—CH$_2$—N(CH$_3$)$_2$

Cl

Clomipramin (Anafranil®)

b
Imipramin-Typ

CH$_3$

Dibenzepin (Noveril®)

O

c
CH$_2$—CH$_2$—N(CH$_3$)$_2$
Amitriptylin-Typ

Abb. 12 **a** Desipramin-Typ Desipramin (Pertofran®, Petylyl®), **b** Imipramin-Typ Clomipramin (Anafranil®), **c** Amitriptylin-Typ Dibenzepin (Noveril®)

Abb. **12** zeigt die chemischen Strukturen von drei für die jeweiligen Antidepressiva-Gruppen repräsentativen Substanzen.

Abb. **13** läßt die chemischen Formeln der Antidepressiva a) Fluctin® (Fluoxetin), b) Vivalan® (Viloxazin) und c) Thombran® (Trazodon) erkennen.

Bei der Indikationsstellung für die Therapie mit Antidepressiva sollten die dynamischen Gegebenheiten des einzelnen Patienten Berücksichtigung finden. Die Substanzen vom Desipramin-Typ sollten zunächst nur bei Syndromen mit psychomotorischer Hemmung verordnet werden, die Präparate vom Imipramin-Typ sollten bei trauriger Verstimmung und Antriebshemmung angewandt werden, die Hauptwirksamkeitsrichtung des Amitriptylin-Typs auf ängstlich-agitierte depressive Syndrome wurde bereits erwähnt. Zu diesem Indikationsbereich gehören auch die Neuro-Thymoleptika.

Bleibt man im Bereich der klinischen Phänomenologie, so drängt sich die Folgerung auf, daß die im engeren Sinne antidepressive, d. h. traurigkeitsaufhellende Wirksamkeit aller Antidepressiva, vor allem auch die Beeinflussung depressiver Wahnformen wie Verarmungs-, Versündi-

Abb. 13 **a** Fluoxetin (Fluctin®), **b** Viloxazin (Vivalan®), **c** Trazodon (Thombran®)

gungs- und hypochondrischer Wahn, Funktionen der Änderung der vegetativ-vitalen Grundbefindlichkeit sind. Das pathologische vegetativ-vitale Daniederliegen ist nosologisch unspezifisch, es kommt bei endogenen und körperlich begründbaren depressiven Syndromen sowie auch bei reaktiven Depressionen vor. Aus dieser Unspezifität des entscheidenden Kernsyndroms ist die Unabhängigkeit des antidepressiven Effekts von sogenannten Krankheitseinheiten abzuleiten. Eine rein psychische Traurigkeit ohne das vegetativ-vitale Kernsyndrom ist für die antidepressive Einwirkung kein angemessenes Zielsubstrat, hier bleibt die Therapie ohne positives Ergebnis. Die ungünstigen Behandlungsresultate bei reaktiven Depressionen ohne vitale Verstimmung im Sinne Kurt Schneiders bestätigen diese Erfahrungen besonders deutlich. Erst wenn die sekundäre „Vitalisierung" einer solchen Depression eintritt, wird das Gesamtsyndrom der antidepressiven Pharmakotherapie zugänglich.

Der Komplex der Vitalstörungen geht nicht immer mit einer traurigen Verstimmung einher, wie das Vorkommen der „depressio sine depressione" und das Nichttraurigseinkönnen im Kern melancholischen Erlebens (Schulte 1961) zeigen. Dem vital-vegetativen Kernsyndrom entspricht eine dynamische Restriktion (Janzarik 1964), aus welcher der jede zweckvolle Aktivität lähmende Autismus des Depressiven erwächst (Kranz 1955).

In dem ätiologisch uneinheitlichen Syndrom der vitalen Depression ist charakteristischerweise das Gestimmtheitsgefüge affiziert. Unter Gestimmtheit ist unter den Gesichtspunkten der Verhaltensforschung an Tieren (Ethologie) eine Handelnsbereitschaft zu verstehen, die durch das Bereitliegen einer durch Gerichtetheit gekennzeichneten und energetisch realisierungsreifen Aktionsstruktur geprägt ist. Soll dieser Gestimmtheitsbegriff auf den Menschen übertragen werden, so ist die menschliche Erlebensbereitschaft mit in ihn einzubeziehen. Handelnsbereitschaft und Erlebensbereitschaft konstituieren als gleichwertige Teilfaktoren die menschliche Gestimmtheit als Vermögen zur tätigen Einflußnahme auf die Welt und zur erlebenden Teilnahme an dem sich Ereignenden. Das Daniederliegen der final determinierten Leibgefühle wie Hunger, Durst, sexuelles Begehren oder Kraftgefühl in der Depression entspricht einem Herabgestimmtsein im Sinne verminderter oder aufgehobener Handelns- und Erlebensbereitschaft. Vom Herabgestimmtsein ist das rein seelische Traurigsein zu unterscheiden. Dieses Traurigsein ist nicht das Kardinalsymptom depressiver Syndrome, damit ist es auch nicht das Hauptziel der „antidepressiven" Therapie.

Symptomprovokation durch Antidepressiva (Heinrich)

Der biochemische Wirkmechanismus der unter psychopathologischen Aspekten festzustellenden antidepressiven Einwirkung auf die Gestimmtheit ist noch nicht sicher geklärt. Vor allem die klassischen trizyklischen Antidepressiva vom Desipramin-Typ und vom Imipramin-Typ, aber auch Substanzen vom Amitriptylin-Typ können bei torpiden, symptomarmen, depressiv gefärbten schizophrenen Psychosen charakteristische floride Erscheinungen (Sinnestäuschungen, Wahnphänomene) provozieren. Diese Symptomprovokation (Heinrich 1960), die nicht mit dem Auftreten deliranter Symptome verwechselt werden darf, wird auch von Monoaminoxydase-Hemmern bewirkt. Es ist auf diese Weise möglich, differentialdiagnostisch eine nosologische Klärung eines Krankheitsbildes herbeizuführen, das möglicherweise vorher zu Unrecht als Depression angesehen wurde. Es ist nicht zuletzt die Möglichkeit der antidepressiven Symptomprovokation, die eine pharmako-psychiatrische Rechtfertigung für die *Kraepelin*sche Dichotomie der endogenen Psychosen in einen manisch-depressiven Formenkreis einerseits und in einen schizophrenen Formenkreis andererseits begründet erscheinen läßt.

Suizidermöglichung

Handelt es sich bei der im vorhergehenden beschriebenen Symptomprovokation durch Antidepressiva um die pharmakogene Exazerbation schizophrener Symptome, so kann es im Rahmen depressiver Erkrankungen zur Stimulierung von Suizidhandlungen durch antidepressive Substanzen kommen. Auf den ersten Blick scheint dies paradox zu sein. Die therapeutische Erfahrung lehrt jedoch, daß sich der antidepressive Effekt im allgemeinen zunächst als Antriebsvermehrung zu erkennen gibt, während eine hochgradige traurige Verstimmung mit Suizidideen noch für einige Tage bestehen kann. Der Patient wird durch die thymoleptisch bedingte Antriebsvermehrung in die Lage versetzt, den vorher durch die psychomotorische Hemmung neutralisierten Suizidimpulsen nachzugeben. Es kommt zur thymoleptischen Suizidermöglichung, weil die Handelnsbereitschaft durch die Thymolepsie gesteigert wurde. Auch an diesem Beispiel ist der Unterschied zwischen der Gestimmtheit im Sinne von Handelns- und Erlebensbereitschaft und Verstimmung im Sinne der Traurigkeit ersichtlich. Für die praktische Therapie ist die Kenntnis dieser Komplikationsmöglichkeit von Wichtigkeit, die beschriebene Dissoziation der thymoleptischen Effekte muß in den ersten Tagen der Antidepressiva-Applikation notfalls durch zusätzliche Sedierung (Mittel vom Amitriptylin-Typ, Tranquilizer) vermieden werden.

Ermöglichung trauriger Verstimmung durch Antidepressiva

Ein weiteres Paradoxon ist die Ermöglichung trauriger Verstimmung bei melancholischem Nichttraurigseinkönnen. Das Abklingen der quälenden Gefühllosigkeit und das Auftreten trauriger Verstimmung als Durchgangsstadium im Therapieverlauf werden gerade bei schweren endogenen Depressionen immer wieder einmal beobachtet. Die Patienten fühlen sich erleichtert, wenn ihre affektive Erstarrung gelockert wurde, wenn sie wieder weinen und mitteilen können, daß das quälende Nichttraurigseinkönnen verschwunden ist.

Manische Symptomprovokation

Monoaminoxydase-Hemmer und Antidepressiva können bei bipolaren affektiven Erkrankungen über die Kompensation eines depressiven Syndroms hinaus manische Syndrome provozieren. In diesen Fällen ist das sofortige Absetzen des Antidepressivums notwendig, es muß auf eine neuroleptische bzw. Lithium-Therapie übergegangen werden.

Der Provokation schizophrener und manischer Symptome durch Antidepressiva einerseits und suizidaler Aktivität bzw. trauriger Verstimmung andererseits ist die Aufhebung anerger Herabgestimmtheit gemeinsam. Je nach den vorgegebenen psychosetypologischen Gerichtetheiten wirkt sich dieser antidepressive Haupteffekt in der Remission depressiver Syndrome, im vorübergehenden Auftreten trauriger Verstimmung und Suizidalität, in der abrupten Ablösung einer Melancholie durch eine Manie oder in der Exazerbation paranoid-halluzinatorischer Symptome aus.

Klinische antidepressive Psychopharmakotherapie

Indikationen

Bei der antidepressiven Behandlung mit Psychopharmaka sollten zunächst die dynamischen Gegebenheiten des Zielsyndroms (gehemmte oder agitierte Depression) und die nosologischen Klassifizierungen beachtet werden. Auf die Notwendigkeit einer derartigen „doppelten Buchführung" wurde bereits hingewiesen. Ein depressiv aussehendes schizophrenes Syndrom kann durch die antidepressive Therapie zur Exazerbation durch Provokation produktiver schizophrener Symptome gebracht werden, ein phänomenologisch gleichartiges, dem zyklothymen (bipolaren) oder monopolar depressiven Formenkreis zugehöriges Krankheitsbild kann dagegen durch die antidepressive Psychopharmakotherapie völlig kompensiert werden. Bei Therapieresistenz allerdings können auch aus dieser Sicht paradoxe Behandlungsversuche erfolgreich angewandt werden. So sollte dann bei einer agitierten Depression durchaus auch ein antriebssteigerndes Antidepressivum aus der Desipramin-Gruppe verordnet werden, bei gehemmten Depressionen ein Präparat aus der Amitriptylin-Gruppe. Sollte auch hierbei ein Therapieerfolg versagt bleiben, so ist dann sogar die Anwendung von hochpotenten Neuroleptika möglich.

Ätiologisch uneinheitliche Krankheitsbilder mit den folgenden Diagnosen lassen eine Therapie mit Antidepressiva angezeigt erscheinen:

- endogene Depressionen
- larvierte (endogene) Depressionen
- Involutionsdepressionen
- endoreaktive Dysthymien
- reaktive („vitalisierte") Depressionen
- Erschöpfungsdepressionen
- neurotische Depressionen
- schizoaffektive (schizodepressive) Psychosen
- depressiv gefärbte Schizophrenien
- postremissive Erschöpfungs-Syndrome
- depressive Syndrome bei neuroleptischer Dauertherapie
- schizophrene Residualsyndrome (Defekt)
- depressive Schwangerschafts- bzw. Wochenbettpsychosen

– körperlich begründbare Depressionen, z. B. bei zerebraler Arteriosklerose oder Hirnatrophie
– chronische Schmerzzustände

Endogene Depressionen

Die Behandlung von endogenen Depressionen ist die eigentliche Domäne der antidepressiven Psychopharmakotherapie. Sie können durch eine dominierende psychomotorische Hemmung, in anderen Fällen durch eine im Vordergrund stehende Agitiertheit gekennzeichnet sein. Bei der Präparateauswahl sollten diese dynamischen Gegebenheiten mit berücksichtigt werden. Bei dynamischer Restriktion sind die Präparate vom Desipramin-Typ angezeigt, bei hochgradiger Agitiertheit und Angst die Substanzen vom Amitriptylin-Typ bzw. bei milderen Verlaufsformen die Neuro-Thymoleptika oder milden Neuroleptika Thioridazin, Chlorprothixen oder Levomepromazin. Neben diesen dynamischen Gesichtspunkten müssen aber auch mögliche Nebenwirkungen mit in das therapeutische Kalkül einbezogen werden.

Die antidepressive Psychopharmakotherapie kann lästige und den Patienten in seinem Befinden stark störende Nebenwirkungen hervorrufen. Besonders bei multimorbiden Patienten ist bei nicht sachgerechter Anwendung mit gravierenden Nebenwirkungen zu rechnen. Treten nach mehr als 7tägiger Behandlungszeit diese Nebenwirkungen in den Vordergrund der Beschwerden des Patienten, so kann nach eigenen Untersuchungen mit einem späteren Therapieerfolg nicht gerechnet werden (Klieser 1990). Auch hieraus ist die Forderung abzuleiten, Antidepressiva nebenwirkungsgeleitet zu verordnen. Die Behandlung sollte daher mit tetrazyklischen Substanzen, dem neuen MAO-Hemmer Aurorix® (Moclobemid) oder chemisch neuartigen Antidepressiva wie Fluctin® (Fluoxetin), Thombran® (Trazodon), Vivalan® (Viloxazin), Tagonis®, Seroxat® (Paroxetin) oder mit einer chemischen Variation der bewährten trizyklischen Präparate wie z. B. Equilibrin® (Amitriptylinoxid) oder Idom® (Dosulepin) fortgesetzt werden. Sehr häufig bestehen charakteristische Tagesschwankungen im Befinden, die Patienten klagen über ein ausgeprägtes Morgentief, nachmittags bzw. abends wird die depressive Symptomatik als wesentlich weniger drückend empfunden. Die thymoleptische Therapie kann sich diesen Tagesschwankungen anpassen, in dem morgens bis 12 Uhr erst stimulierende Substanzen verordnet werden (Desipramin- oder Imipramin-Typ), nach 12 Uhr jedoch Präparate vom Amitriptylin-Typ. Letztere erleichtern das abendliche Ein- und Durchschlafen (Einzelheiten hinsichtlich der in Frage kommenden Präparate, s. Tab. **6**, S. 119 ff.).

Schon in der Klinik müssen die Patienten und ihre Angehörigen auf die Vorteile einer solchen Kombinationsbehandlung hingewiesen werden, damit die Therapie auch nach der Entlassung aus der Klinik ambulant zuverlässig, getragen von der Einsicht des Behandelten, fortgeführt werden kann. Während der klinischen Therapie muß der Patient auch auf zu erwartende Begleitwirkungen hingewiesen werden, gerade bei hypochondrischer depressiver Symptomatik können Begleitwirkungen zunächst Anlaß einer ängstlich-depressiven Verarbeitung sein. Liegt Suizidalität vor, so ist auf alle Fälle eine intensive Sedierung vorzunehmen, bei oraler Medikation sind Limbatril® F und Longopax® geeignet, deren Bestandteile Amitriptylin und Librium® bzw. Perphenazin Suizidimpulse dämpfen können. Nur im Falle hochgradiger psychomotorischer Agitiertheit, Ängstlichkeit bzw. Suizidalität ist für eine Initialphase von mehreren Tagen bei der antidepressiven Therapie in der Klinik Bettruhe angebracht. Die parenterale Antidepressiva-Applikation wird auf S. 100 ff. beschrieben.

Um wahnhafte endogene Depressionen erfolgreich zu behandeln, sollte neben einem klassischen Antidepressivum ein stark potentes Neuroleptikum wie z. B. Risperdal® (Risperidon), Decentan® (Perphenazin), Haldol® (Haloperidol), Glianimon® (Benperidol), Fluanxol® (Flupentixol) zusätzlich verordnet oder ein Kombinationspräparat wie Longopax® (Amitriptylin/Perphenazin) angewandt werden. Bei dieser Verlaufsform der endogenen Depression finden sich vor allem Verarmungswahn, Versündigungswahn, hypochondrischer Wahn, seltener ein Verfolgungswahn. Nur sehr selten sind hierbei akustische Halluzinationen festzustellen. Spricht ein Patient nicht auf die gewählte Zwei-Zügel-Therapie an, so sollte eine Behandlungsserie mit neuroelektrischer Therapie erwogen werden.

Larvierte Depression

Larvierte Depressionen sind durch im Vordergrund stehende Klagen über körperliche Beschwerden und Mißempfindungen gekennzeichnet. Sie sind häufig nicht ohne weiteres als depressive Phasen erkennbar, weil eine ausgeprägte Traurigkeit fehlt. Bei genauer Anamnese- und Befunderhebung stellt sich jedoch heraus, daß Tagesschwankungen, Erscheinungen der Herabgestimmtheit, charakteristische Durchschlafstörungen (Erwachen am frühen Morgen und Unfähigkeit, wieder einzuschlafen), und phasenhafte Abgrenzbarkeit des Beschwerdenverlaufs vorliegen. Ein organisches Substrat für die geklagten Körperbeschwerden fehlt. Die erfolgreiche antidepressive Pharmakotherapie bestätigt ex juvantibus die Diagnose larvierte Depression. Wegen ihrer geringen körperlichen Begleitwirkungen sind tetrazyklische Thymoleptika indiziert.

Antidepressiva bei larvierten Depressionen:

Tetrazyklische Antidepressiva			
Tagonis®, Seroxat®	Paroxetin	20– 50 mg tgl.	per os
Ludiomil®	Maprotilin	75–200 mg tgl.	per os
Tolvin®	Mianserin	30– 90 mg tgl.	per os
Außerdem			
Gamonil®	Lofepramin	70–210 mg tgl.	per os
Vivalan®	Viloxazin	50–150 mg tgl.	per os
Fluctin®	Fluoxetin	20 mg tgl.	per os

Involutionsdepression

Involutionsdepressionen werden vor allem im 6. Lebensjahrzehnt manifest. Sie sind vorwiegend durch psychomotorische Agitiertheit gekennzeichnet, nicht selten finden sich paranoide Symptome (Beeinträchtigungs- oder Verfolgungswahn). Präparate vom Amitriptylin-Typ und Neuro-Thymoleptika haben in diesen Fällen die günstigste Wirkung. Die Kombination mit Tranquilizern kann angezeigt sein.

Dosierungsbeispiele bei Involutionsdepressionen:

Antidepressiva vom Amitriptylin-Typ			
Laroxyl®, Saroten®, Equilibrin®	Amitriptylin	100–200 mg tgl.	per os
Limbatril® F	Amitriptylin + Chlordiazepoxid	4–8 Kaps. tgl.	per os
Neuro-Thymoleptika			
Melleril®	Thioridazin	150–350 mg tgl.	per os

Reaktive Depression

Bei reaktiven Depressionen ist die rein psychische Traurigkeit kein erfolgversprechendes Zielsyndrom der antidepressiven Psychopharmakotherapie. Ist jedoch eine „Vitalisierung" eingetreten im Sinne einer hypergen Herabgestimmtheit und leibnah erlebter Traurigkeit, so kann eine an der Syndromdynamik (agitiert oder gehemmt) ausgerichtete antidepressive Therapie Erfolg haben. Überlegungen hinsichtlich eines geeigneten zusätzlichen psychotherapeutischen Vorgehens haben hier in besonderer Weise ihren Platz.

Exemplarische Medikationen bei reaktiver Depression:

Bei **agitierter** Befindlichkeit			
Tolvin®	Mianserin	20– 60 mg tgl.	per os

Bei **gehemmter** Befindlichkeit			
Gamonil®	Lofepramin	70–140 mg tgl.	per os
Vivalan®	Viloxazin	100–200 mg tgl.	per os
Fluctin®	Fluoxetin	20 mg tgl.	per os
Tagonis®, Seroxat®	Paroxetin	20– 50 mg tgl.	per os

Neurotische Depression

Ähnliches gilt für neurotische Depressionen, bei denen die Kombination der Psychotherapie und der antidepressiven Pharmakotherapie erfolgreich sein kann. Es ist möglich, daß erst diese einen Zustand beim Patienten hervorruft, in dem er psychotherapiefähig wird.

Endoreaktive Dysthymie

Das Krankheitsbild der endoreaktiven Dystymie wurde von Weitbrecht beschrieben. In ihr durchmischen sich endogene Bereitschaften und langjährige affektive Beeinträchtigungen zu einem Krankheitsbild, das durch morose Verstimmung, vitales Daniederliegen, Leistungsminderung und vegetative Störungen gekennzeichnet ist. Die Auswahl des Antidepressivums hat sich nach der dynamischen Konstellation zu richten.

Medikationsvorschläge bei endoreaktiver Dysthymie:

Zunächst niedrige Dosen von **Antidepressiva des Imipramin- bzw. Amitriptylin-Typs,** z. B.			
Fluctin®	Fluoxetin	20 mg tgl.	per os
Gamonil®	Lofepramin	70–140 mg tgl.	per os
Thombran®	Trazodon	100–250 mg tgl.	per os
Ludiomil®	Maprotilin	50–150 mg tgl.	per os
Tolvin®	Mianserin	30– 60 mg tgl.	per os
Tagonis®, Seroxat®	Paroxetin	20– 50 mg tgl.	per os

Bei therapeutischem Versagen dann **trizyklische Antidepressiva,** z. B.			
Anafranil®	Clomipramin	50–100 mg tgl.	per os
Tofranil®	Imipramin	50–100 mg tgl.	per os
Laroxyl®, Saroten®	Amitriptylin	50–100 mg tgl.	per os

Erschöpfungsdepression

Erschöpfungsdepressionen können sich nach intensiven und vor allem lange dauernden körperlichen oder seelischen Belastungen einstellen. Sie sind symptomatologisch sehr häufig ähnlich der endoreaktiven Dysthymie. Das Vorhandensein einer endogenen Bereitschaft zum depressiven Erkranken ist bei ihnen allerdings nicht Entstehungsbedingung. Sie sind das Ergebnis eines Erlahmens der psychophysiologischen Kompensationsmöglichkeiten angesichts unbewältigter Belastungen.

Da häufig vitales Daniederliegen und Herabgestimmtheit im Vordergrund stehen, sind Präparate vom Desipramin-Typ und vom Imipramin-Typ in niedrigen Dosen indiziert.

Medikationen bei Erschöpfungsdepression:

Antidepressiva vom **Desipramin-Typ,** z. B.			
Aurorix®	Moclobemid	140–450 mg tgl.	per os
Pertofran®	Desipramin	50– 75 mg tgl.	per os
Nortrilen®	Nortriptylin	30– 50 mg tgl.	per os

Antidepressiva vom **Imipramin-Typ,** z. B.			
Gamonil®	Lofepramin	70–140 mg tgl.	per os
Fluctin®	Fluoxetin	20 mg tgl.	per os
Tagonis®, Seroxat®	Paroxetin	20– 40 mg tgl.	per os

Depressiv gefärbte Schizophrenie

Depressiv gefärbte Schizophrenien können mit einer thymoleptisch-neuroleptischen Kombinationstherapie (Zwei-Zügel-Therapie) zum Abklingen gebracht werden. Die Auswahl des Antidepressivums hängt von den dynamischen Gegebenheiten des Syndroms ab, auch Präparate vom Desipramin-Typ sind bei intensiver neuroleptischer Begleitmedikation ohne Gefahr einer Symptomprovokation anwendbar.

Mögliche Kombinationen bei depressiv gefärbter Schizophrenie, z. B.:

Anafranil® oder Vivalan® + mäßig starkes Neuroleptikum	50–100 mg tgl.	per os
Limbatril® F + starkes oder sehr starkes Neuroleptikum	2–4 Kaps. tgl.	per os

Postremissives Erschöpfungs-Syndrom

(S. 35 ff.)

Depressives Syndrom bei neuroleptischer Dauertherapie

Die gleiche thymoleptische Indikation wie bei postremissiven Erschöpfungs-Syndromen besteht bei depressiven Syndromen unter neuroleptischer Dauertherapie. Sie können sehr gefährlich werden, wenn Suizidalität entsteht. Suizidversuche sind bei neuroleptisch langfristig therapierten Patienten nicht selten beobachtet worden. Hier müssen eine Herabsetzung der neuroleptischen Dosis, Wechsel der Substanz und vor allem auch eine antidepressive Zusatzmedikation erwogen werden. Sie ist in gleicher Weise durchzuführen wie beim postremissiven Erschöpfungs-Syndrom bzw. wie beim schizophrenen Defekt. Führen diese Maßnahmen nicht kurzfristig zu einer Befundverbesserung oder besteht ausgeprägte Suizidalität, so kann manchmal auch die zusätzliche höherdosierte Gabe von Anticholinergika, gegebenenfalls auch als intravenöse Injektion, die Symptomatik kupieren. Die Suizidgedanken lassen sich auch durch die kurzfristige Gabe von Tranquilizern, wie $3 \times 2,5$ mg Tavor®, deutlich mildern.

Schizophrenes Residualsyndrom (Defekt)

Schizophrene Residualsyndrome im Sinne des „reinen Defektes" (Huber 1961) können durch niedrige Dosen (50–100 mg täglich per os) von Antidepressiva des Desipramin- und Imipramin-Typs gebessert werden. Sorgfältige Kontrolle ist erforderlich, um eine Symptomprovokation zu vermeiden (S. 33 ff.).

Depressive Schwangerschafts- bzw. Wochenbettpsychose

Depressive Schwangerschafts- bzw. Wochenbettpsychosen sind meist durch psychomotorische Agitiertheit, Ängstlichkeit und nicht selten auch durch depressive Wahnphänomene gekennzeichnet. Die Anwendung höherer Dosen von Antidepressiva des Amitriptylin-Typs bzw. von Neuro-Thymoleptika ist zu empfehlen (s. Tab. 6, S. 122 ff.). Obwohl keine verwertbaren Hinweise auf teratogenetische Wirkungen von Antidepressiva (und auch von Neuroleptika) vorliegen, sollte sicherheitshalber in den ersten 12 Wochen einer Schwangerschaft eine thymoleptische Medikation nach Möglichkeit vermieden werden. Die neuroelektrische Therapie ist in solchen Fällen zu erwägen, sie beeinträchtigt eine Schwangerschaft nicht.

Körperlich begründbare depressive Syndrome

Körperlich begründbare depressive Syndrome können bei zerebralen Durchblutungsstörungen infolge von Arteriosklerose, bei Hirnatrophie oder bei intrakranialen Raumforderungen (Tumoren) auftreten. Im Vordergrund steht die Behandlung des körperlichen Grundleidens nach differentialdiagnostischer Klärung. Der antidepressiven Psychopharmakotherapie kommt in solchen Fällen eine Unterstützungsfunktion zu. Da mit einer verstärkten Neigung zu vegetativen Dysregulationen zu rechnen ist, sollte die Behandlung niedrig dosiert begonnen werden. In seltenen derartigen Fällen sind unter Antidepressivamedikation epileptiforme Krampfanfälle beobachtet worden. Wegen ihrer verhältnismäßig geringen Begleitwirkungsintensität sind tetrazyklische Antidepressiva (Ludiomil®, vor allem Tolvin®) angezeigt. Da alte Menschen empfindlich (Blutdruckabfall, Tachykardie, Verwirrtheitszustände, Hypo- oder Hyperthermie, Schweißausbrüche, Harnverhaltung) auf Antidepressiva und Neuroleptika reagieren, sollen die bei dieser Patientengruppe angewandten Dosierungen maximal ein Drittel bzw. die Hälfte der üblichen Dosen bei Erwachsenen betragen.

Depressive Syndrome bei chronischen Schmerzzuständen

Häufig entwickeln Patienten nach lang anhaltenden therapieresistenten Schmerzzuständen zunächst eine moros-depressive Stimmung, die häufig durch Vitalstörungen kompliziert wird. Diese Patienten zeigen eine zunehmende Empfindlichkeit gegenüber den schon vorhandenen Schmerzen. Es entsteht eine reziproke Verstärkung, die durch Gabe von antidepressiv wirksamen Psychopharmaka häufig durchbrochen werden kann.

Bei zu geringer Wirksamkeit kann die antidepressive Psychopharmakotherapie noch durch die niedrig dosierte Gabe von hochpotenten Neuroleptika wie z. B. 1–2 mg Glianimon® (Benperidol) pro Tag oder 1–3 mg Haldol® (Haloperidol) pro Tag verbessert werden.

Medikation bei depressiven Syndromen in chronischen Schmerzzuständen, z. B.:

Thombran®	Trazodon	100–200 mg tgl.	per os
Iolvin®	Mianserin	30– 60 mg tgl.	per os
Ludiomil®	Maprotilin	50–100 mg tgl.	per os
Saroten®	Amitriptylin	50–100 mg tgl.	per os

Parenterale Applikation von Antidepressiva

Im Verlauf der klinischen antidepressiven Therapie wird häufig eine parenterale Applikation des Antidepressivums, meist als Infusionstherapie, vorgenommen. Dies liegt wohl am psychologisch-psychotherapeutischen Effekt der Infusionsbehandlung. In zahlreichen experimentellen klinischen Studien konnte bisher nicht die von Kielholz angenommene Überlegenheit der antidepressiven Infusionstherapie gegenüber einer oralen Behandlung nachgewiesen werden. Es wurde bei der Infusionsbehandlung weder ein rascherer Wirkungseintritt noch eine Überlegenheit der Wirkung bei therapieresistenten Depressionen beobachtet. Auch bezüglich der Nebenwirkungen unterschieden sich beide Applikationsformen nicht. Dies wird auch durch Serumspiegel-Untersuchungen gestützt. Bei einer adäquaten oralen Antidepressiva-Gabe läßt sich ohne bedeutsame zeitliche Verzögerung der gleiche Serumspiegel nachweisen wie unter einer Infusionsbehandlung. Aus medizinischen Gründen strikt indiziert ist die intravenöse Infusionstherapie oder parenterale Applikation nur bei dem Verdacht auf Non-Compliance oder beim depressiven Stupor und anderen Erkrankungen, bei denen eine regelmäßige orale Medikamenteneinnahme nicht gewährleistet ist.

Nicht alle antidepressiven Substanzen können intravenös verabreicht werden.

Intravenöse Applikationsformen stehen zur Verfügung von:

* Anafranil®, Hydiphen®   (Clomipramin)
* Aponal®   (Doxepin)
* Ludiomil®   (Maprotilin)
* Noveril®   (Dibenzepin)
* Saroten®   (Amitriptylin)
* Thombran®   (Trazodon)
* Vivalan®   (Viloxazin)

Während einer Infusionszeit von etwa 1 – 2 Stunden wird das gewählte Antidepressivum meist in 250 – 500 ml Kochsalzlösung langsam tropfend infundiert.

Bei schonendem Vorgehen, einschleichender Dosierung und zunächst langsamer Tropfenfolge sind unangenehme Begleitwirkungen kaum zu fürchten.

Im allgemeinen kommt man bei der i. v. Tropfinfusion mit niedrigeren Tagesdosen aus, da die meisten Antidepressiva nur eine orale Bioverfügbarkeit von 50% haben. Eine Ausnahme hierzu stellt das Ludiomil® dar, das eine fast 100%ige Bioverfügbarkeit besitzt.

Anafranil® und Vivalan® sind vor allem bei psychomotorisch gehemmten depressiven Syndromen indiziert, Noveril®, Aponal®, Thombran® und Ludiomil® wirken am besten bei ängstlich-agitierten depressiven Syndromen.

Die intravenöse Dauertropfinfusion sollte am liegenden Patienten durchgeführt werden. Nach Abschluß der Infusion sollte der Patient mindestens noch eine halbe Stunde liegen bleiben. Nicht ganz selten ist die Sprache des Patienten nach der Infusion vorübergehend verwaschen.

Für die parenterale Antidepressivatherapie gelten die Dosisregel, nach der Pharmaka vom Imipramin- und Amitriptylin-Typ in höheren Dosen eine ausgeprägte sedierende Wirksamkeit haben, und die Phasenregel, daß in der ersten Behandlungswoche die Sedierungspotenz am intensivsten ist, ganz besonders.

Ist eine intravenöse Infusionstherapie nicht möglich, so können Antidepressiva auch intramuskulär verabreicht werden. Dies wird vor allem notwendig sein, wenn eine sichere Applikationsform therapeutisch erwünscht ist, z. B. aber schlechte Venenverhältnisse des Patienten eine Infusionsbehandlung nicht zulassen. Meist wird die intramuskuläre Behandlung nur wenige Tage durchführbar sein, da sie von den Patienten häufig als schmerzhaft empfunden wird.

Dosierung bei intravenöser Tropfinfusion:

Präparat	Wirkstoff	Anfangsdosis	Höchstdosis
Anafranil®	Clomipramin	50–75 mg tgl.	250 mg tgl.
Aponal®	Doxepin	75 mg tgl.	250 mg tgl.
Ludiomil®	Maprotilin	50 mg tgl.	150 mg tgl.
Noveril®	Dibenzepin	80 mg tgl.	400 mg tgl.
Saroten®	Amitriptylin	50 mg tgl.	200 mg tgl.
Thombran®	Trazodon	50 mg tgl.	200 mg tgl.
Vivalan®	Viloxazin	100 mg tgl.	400 mg tgl.

Kombination von Antidepressiva mit anderen psychotropen Substanzen

Auf die „Zwei-Zügel-Therapie" mit Neuroleptika und Antidepressiva bei depressiv gefärbten schizophrenen Krankheitsbildern wurde bereits hingewiesen. Unverträglichkeitsreaktionen bei der Kombination beider Substanzgruppen ergeben sich nicht. Auf gesteigerte Müdigkeit muß geachtet werden.

Antidepressiva und Tranquilizer (S. 136 ff.) lassen sich gut kombinieren. Die gleichzeitige Anwendung ist bei agitierten, unruhigen und ängstlichen depressiven Krankheitsbildern vorteilhaft. Die feste Kombination von Amitriptylin und Chlordiazepoxid (Librium®) z. B. im Limbatril® bzw. Limbatril® F hat sich gut bewährt. Der Tranquilizer akzentuiert in dieser Kombination noch die ohnehin bereits vorhandenen angstlösenden, affektiv dämpfenden Wirkungsanteile des Amitriptylin.

Grundsätzlich können alle üblichen Schlafmittel der verschiedensten chemischen Strukturgruppen zusammen mit antidepressiven Substanzen gegeben werden. Es ist dabei zu beachten, daß Thymoleptika vom Imipramin- und Amitriptylin-Typ die Schlafmittelwirkung verstärken.

Monoaminoxydase-Hemmer dürfen mit trizyklischen Thymoleptika allenfalls gleichzeitig bzw. in der Reihenfolge trizyklisches Antidepressivum–MAO-Hemmer gegeben werden. Es ist unter allen Umständen auch zu empfehlen, sie nicht gleichzeitig oder in zeitlicher Aufeinanderfolge mit tetrazyklischen antidepressiven Substanzen anzuwenden. Die gleichzeitige Applikation von Lithiumsalzen und Antidepressiva ist möglich. Sie empfiehlt sich in der Klinik wegen der langen Latenzzeiten bis zum Eintritt der prophylaktischen Lithiumwirkung. Obwohl im Regelfall eine kurative antidepressive Wirksamkeit der Lithiumpräparate nicht nachzuweisen ist, ist der Beginn einer entsprechenden Therapie noch beim Vorliegen depressiver Symptome angezeigt, damit nach dem Abklingen dieser Symptomatik die prophylaktische Lithiumwirkung ohne Verzögerung durch späten Applikationsbeginn herbeigeführt werden kann. Besonders bei Therapieresistenz sollte ein Behandlungsversuch mit Lithium zur Depressionslösung durchgeführt werden, da bei einzelnen Patienten unter Lithiumgabe ein Stimmungsausgleich innerhalb weniger Tage eintreten kann.

Der von Pflug und Tölle in die antidepressive Therapie eingeführte nächtliche Schlafentzug, besser als Schlafkarenz oder Wachtherapie bezeichnet, kann gut mit der Psychopharmakotherapie verbunden werden. Es muß sichergestellt werden, daß der Patient tatsächlich die ganze Nacht oder zumindest von 2–8 Uhr nicht schläft, auf die Kooperation mit dem Kranken ist der Therapeut in diesen Fällen besonders angewiesen. Der Schlafentzug kann mehrfach wiederholt werden. Ihm folgt in vielen Fällen schon am darauffolgenden Tag eine deutliche Stimmungs-

Einsetzbare Tranquilizer bei Schlafstörungen, die durch die Anwendung eines Antidepressivums allein nicht zu beseitigen sind:

Librium®	Chlordiazepoxid	10–20 mg tgl.	per os
Valium®	Diazepam	5–10 mg tgl.	per os
Mogadan®	Nitrazepam	5–10 mg tgl.	per os
Rohypnol®	Flunitrazepam	0,5–4 mg tgl.	per os

Einnahme jeweils etwa eine halbe Stunde vor dem gewünschten Einschlaftermin.

besserung. Die Methode macht die antidepressive Psychopharmakotherapie jedoch nicht überflüssig, da mit ihr allein eine phasenneutralisierende Einwirkung nicht sichergestellt werden kann.

Klinische Behandlungsdauer

Die durchschnittliche klinische Behandlungsdauer endogener Depressionen mit Antidepressiva liegt bei 6–10 Wochen. Über die Hälfte der erreichten Vollremissionen entfallen auf diese Behandlungszeit. Andere Depressionstypen im Rahmen der endogenen Depression (larvierte Depression, Involutionsdepression) verlangen nicht ganz selten eine längere klinische antidepressive Therapie. Spielen reaktive Faktoren eine ursächliche Rolle, so hängt es von der psychotherapeutischen Beeinflußbarkeit dieser Gegebenheiten ab, wie lange die psychotherapeutisch-psychopharmakologische Kombinationsbehandlung in der Klinik dauern muß. Hier ergibt sich eine deutliche Tendenz zur Verlängerung über 6 Wochen hinaus. Gerade in diesen Fällen muß geprüft werden, ob die psychotherapeutische Therapiekomponente nicht ambulant fortgesetzt werden kann, Erscheinungen des psychischen Hospitalismus sollten durch eine Begrenzung des Klinikaufenthaltes vermieden werden. Postremissive Erschöpfungs-Syndrome nach dem Abklingen produktiver schizophrener Phänomene bedingen ebenfalls häufig eine längere antidepressive Psychopharmakotherapie, das gleiche gilt für depressive Syndrome bei neuroleptischer Dauertherapie. Hier muß darauf geachtet werden, daß die Therapie nach klinischer Einstellung ambulant fortgesetzt wird. Schizophrene Residualsyndrome erfordern Behandlungsdauern von Monaten bzw. Jahren, das Ziel der Rehabilitation setzt voraus, daß nach initialer klinischer Therapie eine ambulante Behandlungsfortsetzung erfolgt. Depressive Schwangerschafts- bzw. Wochenbettpsychosen sind hinsichtlich ihrer klinischen Behandlungsdauer endogenen Depressionen vergleichbar. Die Behandlungsdauer körperlich begründbarer Depressionen hängt vom Grundleiden ab. Hier ergeben sich große Divergenzen.

Manische Psychosen erfordern etwa die gleichen klinischen Behandlungszeiträume wie endogene Depressionen. Bei letzteren haben Untersuchungen an großen Patientengruppen ergeben, daß gegenüber der neuroelektrischen Therapie die thymoleptische Behandlung keinen wesentlich größeren Zeitaufwand erfordert (Heinrich u. Mitarb. 1970).

Die gleichzeitige Anwendung der neuroelektrischen Therapie und der antidepressiven Psychopharmakotherapie ist möglich. Die Kombination ist nicht die Methode der Wahl, die von vornherein angewandt werden sollte. Es ist zu empfehlen, zunächst eine antidepressive Pharmakotherapie in der Klinik zu beginnen; sollten sich auf die medikamentöse

Behandlung auch nach Variierung von Antidepressivum und Dosierung keine Besserungszeichen ergeben, so kann die zusätzliche neuroelektrische Therapie erwogen werden. Diese Therapieform hat nach vorübergehender Zurückdrängung durch die Pharmakotherapie vor allem in den USA und Großbritannien wieder weitere Verbreitung gefunden. In der Bundesrepublik wird die neuroelektrische Therapie besonders bei Patienten mit therapieresistenten vitalisierten Depressionen, bei wahnhaften Depressionen oder bei Psychopharmaka-Unverträglichkeit angewandt.

Ambulante antidepressive Psychopharmakotherapie

Der weitaus überwiegende Prozentsatz depressiver Syndrome, auch endogener Depressionen, wird heute außerhalb der Klinik ambulant behandelt. In die psychiatrischen Kliniken kommen im allgemeinen nur Patienten mit schwersten depressiven Erkrankungen und gefährlicher Suizidalität. Von den ambulant therapierten Depressionen wird wiederum nur ein geringer Anteil vom Psychiater gesehen, die überwiegende Zahl wird vom praktischen Arzt, Internisten, Gynäkologen und anderen Ärzten behandelt. Bei dieser Sachlage ist es besonders wichtig, eine rationale, kontrollierte ambulante antidepressive Psychopharmakotherapie durchzuführen, bei der der Aufklärung des Patienten und seiner Angehörigen über die zu erwartenden Wirkungen und Begleitwirkungen der Psychopharmakotherapie betonte Aufmerksamkeit geschenkt werden muß. Spielen hypochondrische Symptome im depressiven Syndrom eine Rolle, so kann der Patient durch körperliche Begleitwirkungen wie Mundtrockenheit, Obstipation, Müdigkeit und Akkommodationsstörungen zusätzlich erschreckt werden und die Pharmakotherapie abbrechen. Es ist deshalb notwendig, den Patienten zu Beginn der Therapie über den mutmaßlichen Verlauf aufzuklären. Außerdem soll nach Möglichkeit mit den Angehörigen vereinbart werden, daß diese therapieunterstützend auf den Kranken einwirken.

Eine ausgeprägte Depression ist auch dann als schwere Erkrankung anzusehen, wenn sie ambulant behandelt werden kann. Der Patient ist deshalb bei intensivem Krankheitsgefühl und deutlicher Symptomatik arbeitsunfähig. Da nach der Phasenregel vor allem innerhalb der ersten Behandlungswoche verstärkte Müdigkeit auftreten kann, ist Bettruhe in der Initialphase der antidepressiven Psychopharmakotherapie häufig nützlich. Es muß allerdings dafür gesorgt werden, daß besonders bei allen Patienten jenseits des 50. Lebensjahres keine Immobilisierung eintritt, die das Auftreten von thromboembolischen Komplikationen zur Folge haben könnte.

Präparate vom Desipramin-Typ sollen nur vormittags bis 12 Uhr gegeben werden, damit eine nächtliche Ein- und Durchschlafstörung

nicht noch akzentuiert wird. Für die Behandlung in der zweiten Tageshälfte, bei der es in vielen Fällen auf eine günstige Beeinflussung von
Schlafstörungen ankommt, sind Präparate vom Amitriptylin-Typ nützlich. Den häufigen charakteristischen Tagesschwankungen mit der ausgeprägten morgendlichen Antriebsstörung kann mittels einer solchen
Kombinationstherapie Rechnung getragen werden.

Die Dosierung kann im allgemeinen niedriger sein als bei klinischer
Therapie. Den Patienten ist der Alkoholgenuß während der ambulanten
antidepressiven Psychopharamakotherapie strikt zu widerraten.

Die Kombination mit Neuroleptika, Tranquilizern und Lithiumpräparaten ist möglich. Ebenso können Hypnotika mit Antidepressiva ambulant zusammen verabreicht werden.

Die ambulante Behandlungsdauer hat sich nach den Gegebenheiten
des Einzelfalles zu richten. Sie ist grundsätzlich nicht kürzer zu veran-
schlagen als die klinische Therapiedauer. Es ist immer davon auszuge-
hen, daß auch bei erreichtem subjektivem Wohlbefinden die endogen
depressive Phase nicht abgeklungen sein muß, sondern daß es sich um
einen Zustand der pharmakogenen Neutralisation der Psychose handelt.
Gerade dieser Umstand muß mit dem Patienten und seinen Angehörigen
besprochen werden, damit nicht eine depressive Remanifestation nach
dem Wegfall des antidepressiven Schutzes eintritt. Als Grundregel gilt,
daß nach dem Abklingen der depressiven Symptomatik die Antidepres-
sivadosis sehr vorsichtig reduziert wird und eine genaue Befindens- und
Verlaufskontrolle durchgeführt werden muß. Hat ein Patient z.B. vormittags 100 mg Pertofran® und nachmittags noch einmal die Kapsel
Limbatril® F eingenommen, so wird man zunächst die Pertofran®-Dosis
auf 75 mg zu reduzieren haben, nach weiteren 5–7 Tagen auf 50 mg.
Tritt keine Verschlechterung ein, so kann auch die dämpfend-depres-
sionslösend wirksame Limbatril® F-Dosis reduziert werden. Patienten
mit wiederholten depressiven Phasen lernen in vielen Fällen den feinfüh-
lig angepaßten Umgang mit den Antidepressiva so gut, daß sie von sich
aus durchaus zu gewissen Dosisregulierungen in der Lage sind und die
Intensität der Pharmakotherapie ihrem Befinden anpassen können.
Selbstverständlich ist auch darauf zu dringen, daß der ärztliche Rat ein-
geholt wird und nicht längere Verlaufsabschnitte antidepressiver Psychopharmakotherapie ohne ärztliche Kontrolle bleiben.

Es ist immer wieder diskutiert worden, ob eine im depressionsfreien
Intervall durchgeführte antidepressive Psychopharmakotherapie prophylaktischen Wert besitzt. In einer Reihe von Untersuchungen ist eine
derartige prophylaktische Wirksamkeit bei unipolaren Depressionen
festgestellt worden. Die kontinuierliche Antidepressiva-Verordnung ist
dann angezeigt, wenn bei unipolaren Verläufen Lithiumsalze als Präven-
tivmedikation nicht gut vertragen werden. Auch bei Patienten mit leich-
terer depressiver Symptomatik im Intervall oder mit erfahrungsgemäß

sehr kurzem symptomfreiem Intervall zwischen den einzelnen Phasen, bei denen nach Abklingen der psychopathologischen Symptomatik sehr rasch mit dem Wiederauftreten von depressiven Erscheinungen gerechnet werden muß, ist die langfristige Gabe von Antidepressiva angezeigt. Im letzteren Falle kann die Kombination der Lithium-Therapie mit einer niedrig dosierten antidepressiven Intervall-Behandlung empfohlen werden.

Eine antidepressive Dauerbehandlung sollte vor allem mit trizyklischen Psychopharmaka durchgeführt werden, da die Wirksamkeit und Verträglichkeit der neueren Präparate bei einer langfristigen Therapie noch nicht ausreichend gesichert ist. Bei bipolaren Depressionen kommt eine entsprechende Langzeitgabe von Antidepressiva als Monotherapie im Regelfall nicht in Frage, da hierbei mit einer Provokation der manischen Symptomatik zu rechnen ist.

Die gelegentlich getroffene Feststellung, daß eine kontinuierliche, sich lang hinziehende antidepressive Therapie zu einer Chronifizierung depressiver Zustandsbilder führen könne, ist bisher nicht ausreichend belegt worden. Besteht ein solcher Verdacht, so müssen mögliche Vorteile und Risiken eines abrupten Absetzens der thymoleptischen Medikation erwogen werden, die weitere Indikation zur Therapie kann dann aufgrund des pharmakotherapeutisch nicht modifizierten Bildes gestellt werden. Die Wahrscheinlichkeit, daß die antidepressive Dauertherapie zu dem in den letzten Jahren zu beobachtenden Formwandel depressiver Phasen geführt haben könnte, ist von Sachkennern verworfen worden. Es macht sich eine verbreitete Somatisierungstendenz endogener Depressionen bemerkbar, bei der es zur Manifestation körperlicher Beschwerden wie Müdigkeit, Erschöpftheit und vegetativen Störungen kommt, während die sonst charakteristischen psychopathologischen Symptome der Depression wie Traurigkeit und depressive Wahnformen in den Hintergrund treten. Ein kausal ausschlagender Einfluß der Thymolepsie auf diesen Syndromwandel hat sich nicht nachweisen lassen.

Begleitwirkungen der Antidepressiva

In nicht unbeträchtlichem Ausmaß muß auch bei kunstgerechter Anwendung von Antidepressiva mit Begleitwirkungen gerechnet werden. Vor allen Dingen finden sich vegetative Begleitwirkungen. Je nach Präparat, Dosierung, Behandlungsabschnitt, Begleitmedikation und individueller persönlicher Reagibilität des Patienten sind Art und Intensität dieser Begleitwirkungen außerordentlich variabel.

Nach Helmchen et al. (1985) ist mit gravierenden Begleitwirkungen bei etwa 5 % der antidepressiv behandelten Patienten zu rechen, die bei 1,5 % lebensbedrohlich sein können. Nach eigenen Untersuchungen mußte bei 7,6 % der untersuchten depressiven Patienten der Psychiatrischen Klinik der Universität Düsseldorf die antidepressive Psychopharmakotherapie wegen Begleitwirkungen verändert werden. Dabei war ein Behandlungswechsel bei 10% der mit trizyklischen Antidepressiva behandelten Patienten, aber nur bei 4,5% der mit neueren Antidepressiva behandelten Patienten notwendig. Die wesentlichsten Abbruchgründe waren Verwirrtheitszustände, allergische Hautreaktionen, Leberfunktionsstörungen, Störungen der Herz- und Kreislauffunktion, Veränderung des Blutbildes und Blasenentleerungsstörungen vor allem bei älteren männlichen Patienten. Krampfanfälle, massive Erhöhung des Augeninnendrucks und massivste Formen der Obstipation bis hin zum Ileus machten nur äußerst selten einen Therapieabbruch notwendig.

Aber nicht nur diese gravierenden Begleitwirkungen, sondern auch die die Patienten störenden lästigen Begleitwirkungen wie Mundtrokkenheit, Verstopfung, Gliederschwere, Benommenheit, Müdigkeit, Schläfrigkeit, Schwindel, Herzklopfen, Kreislaufstörungen, nächtliches Schwitzen und Akkommodationsstörungen komplizieren bei vielen Patienten die Psychopharmakotherapie und führen nicht selten zu einer erheblichen Verminderung der Compliance. Daher ist es unbedingt notwendig, den Patienten genauestens über mögliche Nebenwirkungen aufzuklären und ihn darüber zu unterrichten, daß diese Nebenwirkungen sich nach der ersten oder zweiten Behandlungswoche wieder erheblich mildern oder völlig verschwinden.

Beachtenswert ist, daß bei den Patienten, bei denen lästige Nebenwirkungen in den Vordergrund der geklagten Beschwerden treten, mit einem ausreichenden antidepressiven Effekt der Psychopharmakotherapie nicht zu rechnen ist. Hieraus ist die Therapieempfehlung abzuleiten, Antidepressiva nebenwirkungsgeleitet zu verordnen.

Die Beeinflussung von Muskarinrezeptoren (anticholinerge Wirksamkeit), von Histaminrezeptoren, Alpha-Adrenorezeptoren, Serotoninrezeptoren, seltener Dopaminrezeptoren, muß als Ursache dieser Begleitwirkungen angesehen werden. Durch Berücksichtigung des Rezeptorbesetzungsprofils eines Antidepressivums vor Therapiebeginn können daher derartige Nebenwirkungen besonders bei multimorbiden, empfindlichen Patienten verhindert oder zumindest in ihrem Ausmaß deutlich vermindert werden.

Thiele hat 1976 eine klinisch brauchbare Einteilung der vegetativen Psychopharmaka-Begleitwirkungen in trophotrope und ergotrope Effekte vorgenommen. Als trophotrope (antiadrenergische) Begleitwirkungen bezeichnete er Blutdrucksenkung, Hypersalivation, Bradykardie, Hypothermie, Schweißausbrüche, Hautrötung, Diarrhoe, Polyurie, Schläfrigkeit und Miosis. Als ergotrope (anticholinergische) Begleitwirkungen nannte er Blutdrucksteigerung, Mundtrockenheit, Tachykardie, Hyperthermie, Blässe, Obstipation, Olig- und Anurie, Schlaflosigkeit und Mydriasis. Vegetative Begleitwirkungen können besonders häufig und intensiv bei der Anwendung von anticholinergisch wirksamen trizyklischen Antidepressiva auftreten, wenn die initialen Dosen hoch sind oder wenn die Therapie plötzlich abgebrochen wird.

Vegetative Begleitwirkungen

a) Herz- und Kreislaufwirkungen. Die Patienten klagen vor allem bei Beginn der Therapie über eine Beschleunigung der Pulsfrequenz, über Schwindel als Folge einer Blutdrucksenkung sowie über orthostatische Kollapserscheinungen. Da diese Begleitwirkungen mit erheblicher Verängstigung beim Patienten einhergehen können, gilt die Aufklärungsnotwendigkeit gegenüber Patient und Angehörigen hier besonders. Der Kranke ist bei klinischer, vor allem aber auch bei ambulanter antidepressiver Psychopharmakotherapie vor körperlichen Anstrengungen in der ersten Behandlungswoche zu warnen, abrupte Lageänderungen des Körpers sind zu vermeiden, vor allem gilt dies für das Aufstehen aus dem Bett. Unerwünschte Blutdrucksenkungen können durch die Gabe von Dihydergot® (retard), DET MS® bzw. Effortil® günstig beeinflußt werden.

Die negativ-inotropen trizyklischen Antidepressiva können kardiotoxische Wirkungen haben, die schon bei der Anwendung therapeutisch üblicher Dosen manifest werden. Repolarisationsstörungen im EKG sind am häufigsten (ST-Senkung, T-Abflachung, T-Negativität, QT-Verlagerung). Die anticholinergische Vagusblockade verursacht Sinustachykardie. Unkomplizierte Tachykardien können mit β-Rezeptorenblockern günstig beeinflußt werden. Sinusarrhythmie, Vorhofflattern, Vorhofflimmern, supraventrikuläre Tachykardie, ventrikuläre Extrasystolie und Kammertachykardie sind festgestellt worden. Überleitungsstörungen haben Blocksyndrome (AV-Block, Schenkelblock) zur Folge. EKG-Untersuchungen vor Beginn einer antidepressiven Psychopharmakotherapie und in größeren Abständen im Verlaufe der Therapie sind vor allem bei älteren Patienten zu empfehlen.

Die kardiale Verträglichkeit von Tagonis® und Seroxat®, Tolvin®, Ludiomil®, Gamonil®, Equilibrin®, Thombran®, Fevarin® und Fluctin® ist nach den bisher vorliegenden Untersuchungsergebnissen wesentlich besser als die der meisten trizyklischen Antidepressiva, so daß bei bekannten Herzschädigungen ein antidepressiver Therapieversuch vorzugsweise mit einem der genannten Präparate gemacht werden sollte.

b) Trockenheit der Mund- und Nasenschleimhaut. Es handelt sich in den meisten Fällen um eine initial lästige Begleitwirkung, die in der 2. und 3. Behandlungswoche an Intensität verliert. In seltenen Fällen erzeugt die Schleimhauttrockenheit ein quälendes Durstgefühl, das zu einer unerwünschten Verstärkung der Flüssigkeitszufuhr führt. In solchen Fällen kann erwogen werden, auf tetrazyklische Thymoleptika (Ludiomil®, Tolvin®) oder auf andere anticholinergisch wenig oder nicht wirksame Substanzen (z.B. Tagonis® und Seroxat®, Gamonil®, Equilibrin®, Thombran®, Vivalan® bzw. Fluctin®) auszuweichen, da diese Präparate insgesamt recht begleitwirkungsarm sind.

c) Akkommodationsstörungen. Sie können bei der beruflichen Tätigkeit störend wirken, das Lesen und das Sehen in die Nähe sind erschwert. Die Patienten klagen über „Verschwommensehen". Dosisreduktion verringert die Akkommodationsstörungen, die in der ersten Behandlungswoche am stärksten sind.

d) Hyperhidrosis. Anfallsartig auftretende Schweißausbrüche können lästig werden. Manche Patienten klagen darüber, daß sie mehrmals in der Nacht das Nachthemd oder den Schlafanzug wechseln müssen, weil sie die Kleidung durchgeschwitzt haben. Die Hyperhidrosis ist nicht von den Außentemperaturen abhängig.

e) Fingertremor. Es handelt sich dabei um einen feinschlägigen Tremor, der vor allem bei berufstätigen Patienten außerordentlich hinderlich sein kann. Er ist nicht mit dem parkinsonistischen Tremor bei Neuroleptika-Anwendung zu vergleichen. Antiparkinsonmittel haben keinen günstigen Effekt. Die Herabsetzung der Dosis bewirkt häufig eine Verringerung des Tremors. Bei erheblicher Behinderung oder starkem Leidensdruck kann kurzfristig durch Gabe eines Tranquilizers, z.B. 2×10 mg Adumbran®, eine Minderung der Beschwerden erreicht werden. Auch hier muß ein mögliches Abhängigkeitsrisiko berücksichtigt werden.

f) Obstipation. Die bei depressiven Syndromen nicht selten anzutreffende Obstipation kann im Initialstadium der Therapie durch Antidepressiva noch verstärkt werden. In solchen Fällen müssen zusätzlich Abführmittel angewandt werden. Ihr kontinuierlicher Gebrauch sollte jedoch nach Möglichkeit vermieden werden, um nicht einen Laxantienabusus zu provozieren. In sehr seltenen Fällen kann als Komplikation der antidepressiven Psychopharmakotherapie ein Ileus auftreten.

g) Harnverhaltung. Miktionsstörungen sind unter der Einwirkung von Thymoleptika nicht ganz selten. Es sind Männer und Frauen in etwa gleicher Häufigkeit betroffen. Ein besonders häufiges Auftreten bei bestimmten Altersgruppen ist nicht zu erkennen. Bei älteren Männern kann eine bis dahin latente Prostatahypertrophie unter Einwirkung von Antidepressiva infolge einer Harnverhaltung erstmals manifest werden. Medikamentös kann die Miktionsstörung mit Doryl® (Carbachol) beseitigt werden.

h) Innere Unruhe. Vor allem die Substanzen vom Desipramin-Typ können besonders in der Initialphase der Therapie eine lästige innere Unruhe hervorrufen. Es wurde bereits darauf hingewiesen, daß derartige Substanzen in der ersten Tageshälfte bis 12 Uhr verordnet werden sollen, damit eine thymolepsiebedingte nächtliche Schlafstörung vermieden wird. Innere Unruhe kann sich gleichzeitig mit äußerer psychomotorischer Gehemmtheit manifestieren. Die Verordnung von Antidepressiva vom Amitriptylin-Typ in der zweiten Tageshälfte und die zusätzliche Applikation eines Tranquilizers in der ersten Tageshälfte können die innere Unruhe lindern.

i) Schlafstörungen. Es wurde bereits mehrfach darauf hingewiesen, daß vor allem die Präparate der Desipramin-Gruppe Ein- und Durchschlafstörungen verursachen können. Die Einnahme sollte deshalb nie nach 12 Uhr erfolgen. Stärker dämpfende antidepressive Substanzen, z. B. die der Amitriptylin-Gruppe, können in der Initialphase der Behandlung auch tagsüber eine Einschlafneigung hervorrufen. Der nächtliche Schlaf wird durch das Kombinationspräparat Limbatril® in vielen Fällen so gefördert, daß die Patienten dieses Präparat als „Schlafmittel" einnehmen. Ähnliches gilt für die Monosubstanz Saroten® retard. Bei ambulanter Therapie kann die tagsüber auftretende Müdigkeit eine erhebliche Aktivitätsminderung hervorrufen, die sich bei der Berufsausübung als hinderlich erweist. Die Patienten müssen auf diese mögliche Begleitwirkung hingewiesen werden.

j) Gewichtszunahme. Viele Patienten, darunter mehr Frauen als Männer, stellen eine erhebliche Gewichtszunahme unter der Einwirkung von klassischen Antidepressiva fest. Gewichtsvermehrung von 5 kg und darüber sind keine Seltenheit. Die resultierende Fettleibigkeit kann so erheblich sein, daß die Patienten aus kosmetischen Gründen die notwendige antidepressive Behandlung abbrechen. Die Gewichtszunahme ist auf verschiedene Faktoren zurückzuführen, eine wesentliche Rolle spielen Flüssigkeitseinlagerungen in das Gewebe, eine Vermehrung des Appetits bei therapeutisch bedingtem Nachlassen der depressiven Störungen und vor allem zu Beginn der antidepressiven Behandlung die Verminderung der körperlichen Bewegungen infolge von Müdigkeit und verlängertem Schlaf. Die Patienten müssen hinsichtlich einer zweckmäßigen Diät beraten werden, das Trinken von zuckerhaltigen Fruchtsäften bzw. Limonaden gegen die lästige Trockenheit der Mundschleimhaut ist strikt zu widerraten. Manche Patienten klagen über einen nächtlichen Heißhunger unter der Behandlung mit Antidepressiva, sie fühlen sich dann getrieben, gegen ihre bessere Einsicht immer wieder Süßigkeiten zu essen.

Präparate wie Fluctin®, Tagonis® und Seroxat®, Thombran® und Aurorix® scheinen vor allem bei längerfristiger Verordnung zu einer leichten Gewichtsreduktion zu führen.

Zerebrale Krämpfe

Bei Patienten, bei denen vorher nie epileptische Krampfanfälle bestanden haben, kann es unter der Einwirkung von Antidepressiva, meist zu Beginn der Behandlung und meist bei parenteraler Applikation, zu solchen Krampferscheinungen kommen. Zerebrale Vorschädigungen begünstigen das Auftreten von epileptischen Krämpfen. Das Anfallsrisiko erhöht sich unter Alkoholgenuß und Schlafkarenz.

Nach dem Absetzen der Antidepressiva sistieren die durch sie provozierten Anfälle so gut wie immer. Therapeutisch sollte nach dem Auftreten von Krämpfen eine vorsichtige Reduzierung der Antidepressiva-Dosis vorgenommen werden. Bei Wiederauftreten von Krampfanfällen sollte ein Präparatewechsel vorgenommen werden. Ist dieser Arzneiwechsel aus Gründen der Effektivität der Behandlung nicht möglich, so sollte ein antikonvulsiver Schutz mit z. B. Tegretal® oder Timonil® (Carbamazepin) 400 – 600 mg täglich durchgeführt werden. Bei diesen Patienten sollte allerdings die Beurteilung der Arbeitsfähigkeit an gefährlichen Arbeitsplätzen sowie die Einschätzung der Fahrtauglichkeit besonders vorsichtig vorgenommen werden.

Delirante Verwirrtheitszustände

Vor allem bei Patienten jenseits des 50. Lebensjahres können stark anticholinergisch wirksame Antidepressiva Verwirrtheitszustände hervorrufen. Sie treten vor allem nachts auf. Nicht ganz selten ist zu beobachten, daß dem Manifestwerden der Verwirrtheit einige Tage vorher eine besonders lebhafte Traumaktivität vorangeht. Diese Träume werden von den Patienten gelegentlich als sehr lebhaft und bunt geschildert. Rascher Dosisanstieg und hohe Dosen begünstigen das Auftreten von Verwirrtheitszuständen. Sie sind grundsätzlich als eine erhebliche Komplikation der Therapie anzusehen, die vermieden werden muß.

Zur Therapie bei Verwirrtheitszuständen können Valium® (40 – 80 mg tgl.) oder Distraneurin® (Clomethiazol) in einer Dosierung von 4 – 8 Kaps. tgl. gegeben werden.

Antidepressiva-Wechselwirkungen mit anderen Pharmaka

Verstärkung von Antidepressiva-Wirkungen

Die Wirkungen trizyklischer Antidepressiva werden verstärkt durch:

- ❖ Anticholinergika (Antiparkinsonmittel)
- ❖ Antiemetika
- ❖ Antihistaminika
- ❖ Milde Neuroleptika vom Phenothiazin-Typ

Diese Substanzen intensivieren die anticholinergischen Begleitwirkungen der trizyklischen Antidepressiva (feinschlägiger Tremor, Mundtrockenheit, Akkommodationsstörungen (Verschwommensehen), Obstipation,

Harnverhaltung, Augeninnendruckerhöhung, delirante Verwirrtheitszustände).

Antiarrhythmika können in Kombination mit trizyklischen Antidepressiva eine negativ-inotrope Wirkung haben, Verlängerung des QRS-Intervalls, Verzögerung der AV-Überleitung, AV-Block sind beschrieben worden.

Abschwächung von Antidepressiva-Wirkungen

Eine Wirkungsminderung trizyklischer Antidepressiva kann hervorgerufen werden durch:

- ❖ Antikonvulsiva
- ❖ Antirheumatika
- ❖ Äthylalkohol
- ❖ Chloralhydrat
- ❖ Barbiturate
- ❖ orale Kontrazeptiva
- ❖ Rauchen

Die Kombination dieser Substanzen mit Trizyklika führt zur Enzyminduktion und zur intensivierten Metabolisierung mit resultierender Wirkungsabschwächung der Antidepressiva.

Verstärkung von Arzneimittelwirkungen durch Antidepressiva

Trizyklische Antidepressiva verstärken die Wirkungen von:

- ❖ Phenothiazin-Derivaten (Enzymhemmung, verlangsamte Metabolisierung)
- ❖ Cumarin-Antikoagulantien
- ❖ Sympathikomimetika
- ❖ Östrogen-Präparaten (Hypotonie, feinschlägiger Tremor, Übelkeit, Antriebsarmut)

Abschwächung von Arzneimittelwirkungen durch Antidepressiva

Trizyklische Antidepressiva schwächen die Wirkung von Antihypertensiva ab:

- ❖ Clonidin
- ❖ Alpha-Methyldopa
- ❖ Reserpin
- ❖ Guanethidin
- ❖ Debrisoquin
- ❖ Bethanidin

Die antikonvulsive Wirkung von Phenytoin wird vermindert, die Krampfschwelle gesenkt, es kann zu epileptischen Krampfanfällen kommen.

Kontraindikationen der Trizyklika-Anwendung

– Bewußtseinsstörungen
– Alkoholintoxikationen
– Miktionsstörungen*
– Pylorusstenose*
– Glaukom*
– Prostatahypertrophie**
– Herz- und Kreislaufdekompensation
– kardiale Reizleitungsstörungen
– ausgeprägte intrakraniale Durchblutungsstörungen
– thrombophlebitische und thrombotische Erkrankungen
– Leberschädigungen
– Schwangerschaft
– Vorbehandlung mit Monoaminoxydase-Hemmern
  (Parnate®, Jatrosom® N)

Schwangerschaft

Die Behandlung mit Antidepressiva – wie auch mit Neuroleptika – soll in den ersten drei Schwangerschaftsmonaten wegen der Gefahr fetaler Mißbildungen vermieden werden.

Vorbehandlung mit Monoaminoxydase-Hemmern

Eine besonders wichtige Kontraindikation ist eine Vorbehandlung mit nicht reversiblen, nicht selektiven Monoaminoxydase-Hemmern wie Parnate® (Tranylcypromin) oder Jatrosom® N. Nach dem Absetzen des Monoaminoxydase-Hemmers müssen 14 Tage verstrichen sein, bevor mit einer antidepressiven Therapie mit trizyklischen Antidepressiva oder mit Ludiomil® begonnen werden darf. Wird ein solches freies Intervall nicht eingehalten, müssen Todesfälle befürchtet werden. Auch die gleichzeitige Anwendung von klassischen Monoaminoxydase-Hemmern und den genannten Antidepressiva soll im Regelfall vermieden werden. Nur bei therapieresistenten Depressionen kann eine Kombinationsbehandlung von trizyklischen Antidepressiva und klassischen Monoaminoxydase-Hemmern unter besonderen Vorsichtsmaßnahmen in der Klinik

---

* Hier sollten die klassischen trizyklischen und andere stark anticholinerg
  wirksame Antidepressiva nicht angewandt werden
** Bei der Behandlung ist besondere Vorsicht geboten

durchgeführt werden (Näheres zu dieser Kombinationsbehandlung s. Kap. Therapie mit Monoaminoxydase-Hemmern).

Antidepressiva und Verkehrstüchtigkeit

Ähnlich wie für Neuroleptika und Tranquilizer gilt auch für die Antidepressiva, daß nicht jede einmalige oder kontinuierliche Medikation eines Antidepressivums grundsätzlich Verkehrsuntüchtigkeit zur Folge hat. Es kommt auf die Gesamtpersönlichkeit, auf Anpassungsvorgänge des Organismus an diese Therapie und auf das Ausmaß der Belastung durch die aktive Teilnahme am Straßenverkehr an. Isolierte Leistungstests, wie z. B. Prüfungen der Reaktionsgeschwindigkeit oder der Aufmerksamkeit, können kein zutreffendes Bild von der Gesamtanpassung eines Menschen an Verkehrssituationen vermitteln. Wird der rehabilitative Aspekt der antidepressiven Therapie ausreichend berücksichtigt, so wird der Arzt nach sorgfältiger Prüfung aller in Frage kommenden Gegebenheiten (angewandtes Präparat, Dosierung, Behandlungsabschnitt, klinischer Effekt, Begleitwirkungen, Persönlichkeit des Patienten, Verantwortlichkeit und soziale Integration, psychopathologische Symptomatik) in vielen Fällen guten Gewissens die aktive Teilnahme am Straßenverkehr als Lenker eines Kraftfahrzeuges gutheißen können. Einige Grundregeln sollten beachtet werden:

1. Solange eine ausgeprägte depressive Symptomatik besteht, verbietet sich das Lenken eines Kraftfahrzeuges.
2. In der Initialphase einer antidepressiven Psychopharmakotherapie mit den hier besonders ausgeprägten Begleitwirkungen ist ebenfalls Fahruntüchtigkeit von vornherein anzunehmen. Dies betrifft bei vorsichtiger Einschätzung der Situation die ersten 2–3 Behandlungswochen.
3. Wenn der Patient wieder fahren darf, sollte er zunächst nur kurze Strecken bei langsamer Geschwindigkeit unter nachdrücklichen Hinweisen auf mögliche Gefährdungen fahren.
4. Jeglicher Alkoholgenuß zusammen mit antidepressiven Medikamenten ist strikt untersagt.
5. Die unkontrollierte Einnahme zusätzlicher Medikamente, vor allem aus der Gruppe der Hypnotika, Tranquilizer und Analgetika, hat zu unterbleiben.

Dem Arzt kommt im Zusammenhang mit der Beurteilung der Verkehrstüchtigkeit der mit Antidepressiva behandelten Patienten eine ganz besondere Verantwortung zu. Es ist selbstverständlich, daß dem Leitgedanken der Sicherheit und der Schadensverhütung beherrschende Aufmerksamkeit zu widmen ist. Bestehen Zweifel an der Zuverlässigkeit des Patienten oder an seiner Verkehrstüchtigkeit, so muß der Arzt den Angehörigen und dem Patienten klarmachen, daß er diesen nicht für fahrtüchtig hält. Hat sich der Arzt überzeugt, daß der Patient unverantwortlich handelt und gegen ein entsprechendes Verbot doch ein Kraftfahrzeug lenkt, so sollte er sich nicht scheuen, dem zuständigen Amtsarzt von der Situation Mitteilung zu machen.

Vergiftungen mit Antidepressiva

Vor allem trizyklische Substanzen aus der Gruppe der Antidepressiva können schwere, lebensgefährliche Vergiftungen hervorrufen. Kinder sind wegen ihrer allgemein großen Empfindlichkeit gegenüber Psychopharmaka besonders gefährdet. Da Antidepressiva bei Patienten verordnet werden, die aufgrund ihrer Erkrankung überdurchschnittlich suizidgefährdet sind, besteht die Gefahr, daß gerade diese Substanzen in suizidaler Absicht eingenommen werden. Es ist deshalb erforderlich, daß der behandelnde Arzt immer nur eine begrenzte Menge des Psychopharmakons verschreibt, damit die Ansammlung einer für einen gefährlichen Suizidversuch ausreichenden Substanzmenge erschwert wird. 40 Tabl. oder Drag. eines trizyklischen Antidepressivums mit je 25 mg Wirksubstanz können ausreichen, um eine tödliche Vergiftung herbeizuführen. Schon in therapeutischer Dosierung können Antidepressiva, hier ebenfalls wieder die trizyklischen in besonderer Weise, Reizleitungsstörungen am Herzen verursachen. Es kann bei Intoxikationen zu schweren Arrhythmien kommen, Antiarrhythmika mit chinidinähnlicher Wirkung dürfen bei der Therapie dieser Zustände nicht eingesetzt werden.

Der schon bei therapeutischen Dosen unter der Antidepressivumwirkung mögliche Blutdruckabfall wird bei Vergiftungen noch erheblich verstärkt. Schwere Durchblutungsstörungen des Gehirns (apoplektischer Insult) und des Herzmuskels (Infarkt) können auftreten. Schockzustände sind möglich.

Antidepressiva-Intoxikationen rufen nicht selten zerebrale Krampfanfälle und Bewußtlosigkeit hervor. Auch wenn bei Verdacht auf eine Vergiftung mit antidepressiven Psychopharmaka die Bewußtlosigkeit noch nicht eingetreten ist, sollte der Patient auf eine Intensivstation gebracht werden, da die Kreislaufverhältnisse und der Bewußtseinszustand sich rasch verschlechtern können. Es darf keine Zeit mit ungenügenden Behandlungsmaßnahmen außerhalb einer Intensivstation verloren werden.

Therapie mit Monoaminoxydase-Hemmern

Die antidepressive Wirksamkeit von Monoaminoxydase-Hemmern ist bereits seit 1956 bekannt. Besonders Ende der fünfziger und Anfang der sechziger Jahre wurden Monoaminoxydase-Hemmer in großem Umfang erfolgreich zur Depressionsbehandlung angewandt. Gravierende Nebenwirkungen wie Hepatotoxizität, massive Blutdruckerhöhungen bis hin zu Blutdruckkrisen mit gleichzeitig einhergehenden Hirnblutungen führten aber dazu, daß Monoaminoxydase-Hemmer in den letzten Jahren meist nur als Mittel der zweiten oder dritten Wahl eingesetzt wurden. Als Wirkprinzip der MAO-Hemmer wurde eine Vermehrung von Neurotransmittern im synaptischen Spalt vermutet. Diese Transmittervermehrung soll durch die Hemmung der Monoaminoxydase A und B bewirkt werden, Enzyme, die beim Abbau von Überträgersubstanzen beteiligt sind. Bei dem in den letzten Jahren in Deutschland nur verfügbaren Monoaminoxydase-Hemmer Tranylcypromin, der jetzt noch als Parnate® und Jatrosom® N verfügbar ist, handelt es sich um einen kombinierten Monoaminoxydase-A- und Monoaminoxydase-B-Hemmer, der die Wirkung dieser Enzyme irreversibel blockiert. Hierdurch wird eine lang anhaltende Wirkung erzielt. Treten unter einer Tranylcypromin-Behandlung gravierende Nebenwirkungen auf, so hält die Monoaminoxydase-Hemmung noch für mehrere Tage an, bis eine neue Synthese des Enzyms in ausreichender Menge erfolgt ist. Nebenwirkungen können unter einer Tranylcypromin-Behandlung vor allem dann auftreten, wenn tyraminhaltige Nahrungsmittel verzehrt und Tyramin aufgrund der MAO-Hemmung nicht mehr abgebaut werden kann. Es treten dann massive Blutdrucksteigerungen bis hin zu Blutdruckkrisen auf. Daher müssen mit Tranylcypromin behandelte Patienten besonders tyraminhaltige Nahrungsmittel meiden und dürfen keinen Käse (vor allem Stiltonkäse), keine Salzheringe, Fleischextrakte, Hühnerleber, Joghurt, Wild oder Saubohnen essen. Auch die Kombination dieser Substanzen mit vor allem serotoninwiederaufnahmehemmenden Substanzen wie dem Clomipramin (Anafranil®) ist äußerst gefährlich, da hierunter das sog. Serotonin-Syndrom auftreten kann, dessen Letalität beträchtlich ist.

Die antidepressive Behandlung mit Monoaminoxydase-Hemmern hat wieder erheblich an Bedeutung gewonnen, seit neuere Monoaminoxydase-Hemmer wie das Brofaromin entwickelt wurden und das Moclobemid in Deutschland jetzt nach fast 10jähriger Entwicklung zur allgemeinen Verwendung zugelassen wurde. Bei diesen neuen Monoaminoxydase-Hemmern handelt es sich um selektive und reversible Monoaminoxydase-A-Hemmer, die deutlich besser verträglich sind. Tyraminhaltige Nahrungsmittel können bei ihrer Anwendung durch die nicht blockierte Monoaminoxydase B abgebaut werden. Sollten unter der Anwendung dieser neuen Monoaminoxydase-Hemmer Nebenwirkungen auftreten, so können sie wegen ihrer reversiblen Enzymbindung mit Erfolg abgesetzt werden. Aurorix® (Moclobemid) hat sich als ein besonders verträgliches Antidepressivum herausgestellt, das bei depressiven Syndromen aller Schweregrade eine gute depressionslösende Wirkung gezeigt hat, die der der klassischer Antidepressiva ebenbürtig ist. Besonders das Fehlen von anticholinergen Begleitwirkungen läßt eine breite Anwendung der neuen Monoaminoxydase-Hemmer zu, so daß diese in der ärztlichen Praxis neben den selektiven Serotoninwiederaufnahme-Hemmern und den tetrazyklischen sowie den neuartigen Antidepressiva als Mittel der ersten Wahl eingesetzt werden sollten.

Besonders günstig scheint eine Monoaminoxydase-Hemmer-Therapie bei den sog. atypischen Depressionen zu wirken, die häufig in der ärztlichen Allgemeinpraxis vorkommen, meist nur mit geringen Tagesschwankungen, mit vermehrtem Appetit, vermehrtem Schlafbedürfnis, fehlender psychomotorischer Verlangsamung, mit einem selbst empfundenen Antriebsmangel, häufig kombiniert mit Angst. Die Initialdosis sollte 150–300 mg Aurorix® (Moclobemid)/Tag betragen, die auf 2–3 Gaben jeweils nach den Mahlzeiten verteilt werden soll. Die Dosis kann bei Bedarf bis 600 mg/Tag erhöht werden. Gelegentlich treten unter einer entsprechenden Behandlung Schlafstörungen auf, daher sollte die letzte Dosis in den Nachmittagsstunden verabreicht werden. Schwindel, Übelkeit und Kopfschmerzen werden vereinzelt bei der Aurorix® (Moclobemid)-Behandlung geklagt, sie zwingen nur selten zum Therapieabbruch. Depressive Patienten, deren klinisches Hauptmerkmal Erregtheit oder Agitiertheit ist, sollten Aurorix® entweder nicht oder nur in Kombination mit einem Sedativum erhalten. Patienten mit Suizidneigung sollten wegen der therapiebedingten Antriebssteigerung zu Beginn der Behandlung sorgfältig überwacht werden.

Diätrestriktionen sind nicht erforderlich. Lediglich Patienten mit erhöhtem Blutdruck sollte vorsorglich geraten werden, auf die Einnahme größerer Mengen besonders tyraminhaltiger Nahrungsmittel zu verzichten. Die Wirkung von Ibuprofen und Opiaten kann durch Moclobemid verstärkt werden. Ebenfalls kann die Wirkung von systemisch angewandten Sympathomimetika verstärkt oder verlängert werden. Cimetidin verzögert die Metabolisierung von Moclobemid.

Auf die Verordnung von Tranylcypromin in der Klinik und in der Nervenarztpraxis als Mittel der zweiten oder dritten Wahl bei therapieresistenten Depressionen, außerdem auch bei therapieresistenten Angststörungen, kann noch nicht verzichtet werden. Vor einer entsprechenden Tranylcypromin-Behandlung sollten die Patienten vom Arzt ausführlich aufgeklärt und vor allem entsprechend diätetisch angeleitet werden.

Als Tagesdosis kommen dann 1–2 Drag. Jatrosom® N bzw. 2–4 Tabl. Parnate® in Frage. Eine einschleichende Dosierung dieser beiden Präparate ist zur Vermeidung bzw. zur Geringhaltung von Begleitwirkungen zu empfehlen. Diese können in psychomotorischer Unruhe, Schlaflosigkeit, vor allem aber auch in Schwindel, meist bei Hypotonie und (gefährlich) bei Hypertonie bestehen. Im günstigsten Fall klingt die Hypertonie im Laufe weniger Stunden ab, nachdem Jatrosom® N oder Parnate® abgesetzt wurde. Zur medikamentösen Therapie der hypertonen Blutdruckkrise ist Regitin® (Phentolamin) 0,5–1 ml (5 10 mg) i. v. zu empfehlen. In Ausnahmefällen kann bei therapieresistenten Depressionen auch die Kombination von trizyklischen Antidepressiva mit Tranylcypromin therapeutisch genutzt werden. Hierbei sind allerdings besondere Vorsichtsmaßnahmen vonnöten. Um mögliche gravierende Nebenwirkungen zu vermeiden, ist es dabei wichtig, daß zunächst das trizyklische Antidepressivum verabreicht wird und danach der Monoaminoxydase-Hemmer einschleichend dosiert dazu verordnet wird. Wird nicht nach dieser Regel verfahren, so ist mit erheblichen Nebenwirkungen bis hin zu Todesfällen zu rechnen. Außerdem sollten dabei keinesfalls Präparate mit stärkerer Serotoninwiederaufnahme-Hemmung wie Tofranil® (Imipramin) und Anafranil® (Clomipramin) oder die neuen selektiven Serotoninwiederaufnahme-Hemmer Fluctin®, Fevarin®, Seroxat® und Tagonis® verwandt werden. Um mögliche Nebenwirkungen zu vermeiden, sollte auch unbedingt darauf geachtet werden, vor und nach einer Monoaminoxydase-Hemmer-Therapie mit Tranylcypromin bei Verwendung der genannten Präparate eine 10- bis 14tägige Therapiepause einzulegen.

Nicht-selektive irreversible MAO-Hemmer verstärken die vigilanzmindernden und sedierenden Wirkungen von:

❖ Äthylalkohol
❖ Opiaten
❖ Narkosemitteln

Die blutdrucksenkende Wirkung von oralen Antidiabetika wird durch Beeinträchtigung der Gluconeogenese intensiviert.

Tabelle 6 Antidepressiva (Thymoleptika)

Firmen-bezeichnung	Pertofran® Petylyl®	Nortrilen®	Anafranil®, Hydiphen®
Internationale chemische Kurzbezeich-nung (generic name)	Desipramin (Desmethyl-imipramin)	Nortriptylin	Clomipramin
Chemische Gruppen-zugehörigkeit	trizyklisches Antidepressivum, Dibenzazepin-Derivat	trizyklisches Antidepressivum, Dibenzocyclo-heptadien-Derivat	trizyklisches Antidepressivum, Dibenzazepin-Derivat
Indikations-schwerpunkte	depressive Syndrome mit psychomotischer Hemmung, postremissives Erschöpfungs-Syndrom	psychomotorisch gehemmte, depressive Syndrome, postremissives Erschöpfungs-Syndrom	psychomotorisch gehemmte und andere depres-sive Syndrome
Dosierung bei klinischer Therapie per os mg/Tag	75–200	30–150	75–250 i. m. u. i. v. Injektionen sowie i. v. Infusio-nen sind möglich
Dosierung bei ambulan-ter Therapie per os mg/Tag	50–100	30–75	50–100
Mögliche Begleit-wirkungen	Tachykardie, Schwindel, orthostatische Dysregulation, Trockenheit der Mund- und Nasenschleim-häute, Akkom-modationsstö-rungen, Hyper-hidrosis, Tremor, Obstipation, Harnverhaltung, innere Unruhe, Schlafstörungen, Krampfanfälle (selten), delirante Verwirrtheit	ähnlich wie bei Desipramin	ähnlich wie bei den vor-stehenden Antidepressiva

Tabelle 6 (Fortsetzung)

Firmen-bezeichnung	Tofranil® mite Sirup, Pryleugan	Gamonil®	Vivalan®
Internationale chemische Kurzbezeich-nung (generic name)	Imipramin	Lofepramin	Viloxazin
Chemische Gruppen-zugehörigkeit	trizyklisches Antidepressivum, Dibenzazepin-Derivat	trizyklisches Antidepressivum, Dibenzazepin-Derivat	Morpholin-Derivat
Indikations-schwerpunkte	psychomotorisch gehemmte und andere Depres-sionen, Enuresis nocturna	wie Tofranil	depressive Syndrome verschiedener Genese mit leichter Hemmung und Apathie
Dosierung bei klinischer Therapie per os mg/Tag	75–250 i. m. Injektion ist möglich	140–280	150–500
Dosierung bei ambulan-ter Therapie per os mg/Tag	50–150	70–140	150–300
Mögliche Begleit-wirkungen	ähnlich wie bei den vor-stehenden Antidepressiva	Mundtrockenheit, Hyperhidrosis, Müdigkeit, Schwindel, selten Miktionsstörun-gen, Obstipation, Fingertremor, Akkommoda-tionsstörungen	Übelkeit, Erbrechen

Tabelle 6 (Fortsetzung)

Firmen-bezeichnung	Fevarin®	Fluctin®	Seroxat®, Tagonis®
Internationale chemische Kurzbezeichnung (generic name)	Fluvoxamin	Fluoxetin	Paroxetin
Chemische Gruppen-zugehörigkeit	Serotonin-Wiederauf-nahmehemmer	Propylamin-Derivat	Piperidin-Derivat
Indikations-schwerpunkte	depressive Verstimmungen wie: endogene, neurotische und reaktive Depressionen, Zwangs-störungen	depressive Syndrome verschiedener Genese und jeden Schweregrades, Zwangs-störungen	siehe Fluctin®
Dosierung bei klinischer Therapie per os mg/Tag	100–300	20–60	10–50
Dosierung bei ambulan-ter Therapie per os mg/Tag	50–150	10–20	10–30
Mögliche Begleit-wirkungen	Übelkeit, Erbrechen, Obstipation, Schläfrigkeit, Schlaf- und Appetitlosigkeit, Kopfschmerzen	Übelkeit, Erbrechen, Schlafstörungen, initiale Angst und Nervosität	siehe Fluctin®

Tabelle 6 (Fortsetzung)

Firmen-bezeichnung	Noveril®/retard/ mite	Thombran®/ mite/forte	Insidon®
Internationale chemische Kurzbezeich-nung (generic name)	Dibenzepin	Trazodon	Opipramol
Chemische Gruppen-zugehörigkeit	trizyklisches Antidepressivum, Dibenzodiazepin-Derivat	Triazolopyridin-Derivat	trizyklisches Antidepressivum
Indikations-schwerpunkte	vorwiegend ängstlich-agitierte Depressionen	depressive Syn-drome verschie-dener Genese mit Ängstlichkeit und innerer Spannung	depressive Verstimmung, nervöse Erschöpfung, Angst, Spannung, Unruhe
Dosierung bei klinischer Therapie per os mg/Tag	160–600 i. m. Injektion und i. v. Infusion sind möglich	100–400 i. v. Injektion und Infusion sind möglich	150–300
Dosierung bei ambulan-ter Therapie per os mg/Tag	120–240	100–200	50–300
Mögliche Begleit-wirkungen	Müdigkeit, vegetative Symptome wie bei den vorste-hend genannten Antidepressiva	Müdigkeit, Schwindel, Hyperhidrosis, Übelkeit, nach i. v. Gabe hypotone Dysregulationen	wie bei den anderen Trizyklika, in seltenen Fällen Hyper-bilirubinämie

Tabelle 6 (Fortsetzung)

Firmen-bezeichnung	Saroten® (retard) Laroxyl® Amineurin® (retard) Novoprotect® (retard)	Limbatril® / Tabs
Internationale chemische Kurzbezeich-nung (generic name)	Amitriptylin	12,5 mg Amitrip-tylin und 5 mg Librium® (Chlor-diazepoxid)
Chemische Gruppen-zugehörigkeit	trizyklisches Antidepressivum, Dibenzocyclo-heptadien-Derivat	trizyklisches Antidepressivum und Ataraktikum (Tranquilizer)
Indikations-schwerpunkte	ängstlich-agitierte Depressionen stärkerer Aus-prägung mit Suizidalität und schweren Schlaf-störungen	ängstlich-agitierte Depressionen stärkerer Aus-prägung mit Suizidalität und schweren Schlaf-störungen, beson-ders sedierend
Dosierung bei klinischer Therapie per os mg / Tag	75 – 250 i. m. u. i. v. Injektion von Saroten u. Laroxyl ist möglich	75 – 250
Dosierung bei ambulan-ter Therapie per os mg / Tag	50 – 150	50 – 150
Mögliche Begleit-wirkungen	Müdigkeit, Trockenheit der Mund- u. Nasen-schleimhäute, Hyperhidrosis, Gewichtszu-nahme, Obstipa-tion, Tachykardie, Schwindel, Hypo-tonie, orthosta-tische Dysregula-tionen, kardiale Erregungslei-tungsstörungen	wie bei Saroten®. Nicht bei Benzodiazepin-abhängigkeit anwenden

Tabelle 6 (Fortsetzung)

Firmen-bezeichnung	Limbatril® F	Equilibrin®	Aponal® Sinquan®
Internationale chemische Kurzbezeich-nung (generic name)	25 mg Amitrip-tylin, 10 mg Librium® (Chlor-diazepoxid)	Amitriptylin-oxid	Doxepin
Chemische Gruppen-zugehörigkeit	trizyklisches Antidepressivum und Ataraktikum (Tranquilizer)	trizyklisches Antidepres-sivum, Dibenzocyclo-heptadien-Derivat	trizyklisches Antidepressivum, Dibenzoxepin-Derivat
Indikations-schwerpunkte	ängstlich-agitierte Depressionen stärkerer Aus-prägung mit Suizidalität und schweren Schlaf-störungen, beson-ders sedierend	wie die anderen Amitriptylin-Präparate	ängstlich-agitierte Depressionen
Dosierung bei klinischer Therapie per os mg/Tag	75–250	60–240	75–300 i. m. u. i. v. Injektionen möglich
Dosierung bei ambulan-ter Therapie per os mg/Tag	50–150	30–120	50–150
Mögliche Begleit-wirkungen	Müdigkeit, Trocken-heit der Mund- u. Nasenschleimhäute, Hyperhidrosis, Gewichtszunahme, Obstipation, Tachy-kardie, Schwindel, Hypotonie, ortho-statische Dysregula-tionen, kardiale Erregungsleitungs-störungen. Nicht bei Benzodiazepin-abhängigkeit anwenden	wie Ami-triptylin	ähnlich wie bei Amitriptylin, jedoch schwächer

Tabelle 6 (Fortsetzung)

Firmen-bezeichnung	Stangyl® Herphonal®	*Ludiomil®/mite Aneural®, Deprilept®, Kanopan®, Mapro-Gry®, *Maprolu®, Mapro-Tablinen®, Maprotilin-HCl-ratiopharm, Mirpan®, Psymion®
Internationale chemische Kurzbezeich-nung (generic name)	Trimipramin	Maprotilin
Chemische Gruppen-zugehörigkeit	trizyklisches Antidepressivum, Dibenzazepin-Derivat	tetrazyklisches Antidepressivum
Indikations-schwerpunkte	ängstlich-agitierte Depressionen	ängstlich-agitierte Depressionen
Dosierung bei klinischer Therapie per os mg/Tag	75–350 i. m. Injektion u. i. v. Infusion möglich mit Stangyl®	75–200 i. v. Injektion und Infusion möglich
Dosierung bei ambulan-ter Therapie per os mg/Tag	50–150	50–125
Mögliche Begleit-wirkungen	ähnlich wie bei Amitriptylin, jedoch schwächer	ähnlich wie bei Amitriptylin, jedoch schwächer

Tabelle 6 (Fortsetzung)

Firmen- bezeichnung	Tolvin® Prisma	Idom®/-mite
Internationale chemische Kurzbezeich- nung (generic name)	Mianserin	Dosulepin-HCl
Chemische Gruppen- zugehörigkeit	tetrazyklisches Antidepressivum, Dipyrazinazepin- Derivat	trizyklisches Antidepressivum
Indikations- schwerpunkte	ängstlich- agitierte Depressionen verschiedener Genese, depressive Syn- drome mit leichter psycho- motorischer Hemmung	ängstlich- agitierte Depressionen
Dosierung bei klinischer Therapie per os mg/Tag	30–120	75–150
Dosierung bei ambulan- ter Therapie per os mg/Tag	20–90	50–100
Mögliche Begleit- wirkungen	anfängliche Sedierung, keine kardio- toxische Wirkung, kaum anticholinerge Effekte	Müdigkeit, Trockenheit der Mund- u. Nasen- schleimhäute, Hyperhidrosis, Gewichtszu- nahme, Obsti- pation, Tachy- kardie, Schwin- del, Hypotonie, orthostatische Dysregulationen, kardiale Erre- gungsleitungs- störungen

Tabelle 7 Monoaminoxydase-Hemmer

Firmen-bezeichnung	Aurorix®	Parnate®	Jatrosom® N
Internationale chemische Kurzbezeich-nung (generic name)	Moclobemid	Tranylcypromin	Tranylcypromin
Chemische Gruppen-zugehörigkeit	selektiver, rever-sibler MAO-A-Hemmer, Benzamid-Derivat	Cyclopropylamin-Derivat	Cyclopropylamin-Derivat
Indikations-schwerpunkte	depressive Syndrome, atypische Depressionen, Angststörungen	endogene Depressionen mit ausgeprägter psychomotori-scher Hemmung	wie Parnate
Dosierung bei klinischer Therapie per os mg/Tag	150–600	2–4 Tbl. (10–20 mg) (letzte Verabrei-chung 14 Uhr)	1–2 Drag. (10–20 mg) (letzte Verabrei-chung 14 Uhr)
Dosierung bei ambulan-ter Therapie per os mg/Tag	150–450	1–2 Tbl. (5–10 mg) (letzte Verabrei-chung 14 Uhr)	1–2 Drag. (10–20 mg) (letzte Verabrei-chung 14 Uhr)
Mögliche Begleit-wirkungen	Schlafstörungen, Schwindel, Übelkeit, innere Unruhe, Kopfschmerzen	Schlaflosigkeit, innere Unruhe, Schwindel, Blutdruckabfall, selten hypertone Blutdruckkrisen, zerebrale Krampfanfälle, Kopfschmerzen	wie Parnate

Lithiumsalze

Therapie mit Lithium-Präparaten

Die Prophylaxe mit Lithiumsalzen und die symptomneutralisierende Anwendung des Lithiums bei manischen Psychosen hat in den letzten Jahren große Verbreitung gefunden. Es wird angenommen, daß die Lithiumgabe die Wirkung von Antidepressiva bei therapieresistenten Depressionen steigert. Die Prophylaxe ist nur dann mit Erfolg zu verwirklichen, wenn die zur Verfügung stehenden Lithium-Präparate regelmäßig und unter Kontrolle des Serumspiegels angewandt werden. Die Prophylaxe besteht nur so lange, wie Lithium gegeben wird. Die vor allem von Schou (1960) durchgeführten statistischen Untersuchungen ergeben zusammen mit gleichlautenden Befunden anderer Autoren, daß Zahl und Intensität der zyklothymen Phasen deutlich sinken, wenn über Monate und Jahre regelmäßig Lithium eingenommen wird. In etwa 20 % der Fälle muß mit der Unwirksamkeit der Lithium-Prophylaxe gerechnet werden. Ein antidepressiver Effekt von Lithiumsalzen bei bestehender Depression hat sich regelhaft nicht nachweisen lassen, sollte allerdings bei therapieresistenten Depressionen getestet werden. Schizoaffektive Psychosen stellen eine Indikation der Lithium-Anwendung dar, bei der nicht die gleichen beeindruckenden Erfolge wie bei der Prophylaxe gegen zyklothyme Phasen berichtet werden.

Es spielt keine Rolle, ob die zu verhindernde depressive Phase in Anbetracht früherer Phasen mehr der ängstlich-agitierten oder der psychomotorisch gehemmten Form zuzurechnen wäre. Die prophylaktische Wirksamkeit der Lithiumsalze weist keine entsprechenden Unterschiede auf. Vor Beginn einer Lithium-Behandlung ist eine sorgfältige Untersuchung des Patienten vorzunehmen. In der Vorgeschichte ist auf Herzerkrankungen bzw. Nierenschäden zu achten, eine Schwangerschaft muß ausgeschlossen sein. Im Rahmen einer internistischen und neurologischen Untersuchung sind die Schilddrüsen-Hormone (T_3, T_4, TSH), das Schilddrüsensonogramm, das Ausgangskörpergewicht und das Serum-Kreatinin zu bestimmen, EKG und EEG müssen abgeleitet werden. Während der Lithium-Therapie muß eine Schwangerschaft verhindert werden.

Die klinische Therapie sollte einschleichend, mit allmählicher Dosissteigerung, beginnen. Es ist vorteilhaft, schon in der Klinik mit „Retard-Präparaten" (Lithiumcarbonat und Lithiumsulfat) zu beginnen, da bei ihnen das Lithiumsalz erst allmählich freigesetzt wird. Der Serumspiegelanstieg vollzieht sich langsamer, es kommt zu einem plateauartigen Wirkungskurvenverlauf, die Begleitwirkungen sind offenbar auch weniger intensiv. Es hat sich bewährt, mit 1–2 Tabletten täglich (12 bis 18 mval/l) die Therapie zu beginnen, am 4. Behandlungstag kann die Dosis um eine weitere Tablette gesteigert werden. Am 7. Behandlungstag sollte eine Bestimmung des Lithiumgehaltes des Serums durchgeführt werden. Dabei soll der Patient am Untersuchungsvormittag vor der Blutabnahme kein Lithium genommen haben. Die letzte Lithium-Einnahme muß 12 Stunden zurückliegen. In den ersten drei klinischen Behandlungswochen sollte wöchentlich einmal eine Lithiumbestimmung im Serum durchgeführt werden. Danach sollen während der folgenden 6 Monate Lithium-Spiegel-Kontrollen in 4wöchigen Abständen vorgenommen werden. Später sind Abstände von 3 Monaten zwischen den Untersuchungen ausreichend, wenn es nicht zum Auftreten von neuen Begleitwirkungen bzw. von Intoxikationserscheinungen kommt.

Durchschnittliche Tagesdosen

Die durchschnittlichen Tagesdosen betragen bei

❖ Quilonum®	2 – 6 Oblong-Tbl.
❖ Quilonium retard®	2 – 4 Oblong-Tbl.
❖ Li 450 „Ziethen"	2 – 4 Tbl.
❖ Lithium „Apogepha"	1½ – 3 Tbl.
❖ leukominerase®	3 – 6 Tbl.
❖ Hypnorex® retard	2 – 4 Tbl.
❖ Lithium Duriles®	2 – 6 Tbl.
❖ Lithium-Aspartat	4 – 6 Tbl.

Die Erhaltungsdosis muß vom erreichten Lithiumserumspiegel abhängig gemacht werden. Für die Prophylaxe ist ein Lithiumserumspiegel zwischen 0,5 und 1,0 mval/l (mmol/l) anzustreben. Bei der kurativen antimanischen Anwendung von Lithiumpräparaten liegt der therapeutische Spiegel zwischen 0,8 und 1,2 mval/l (mmol/l). Manische Kranke vertragen deutlich höhere Serumspiegel als nicht manische Patienten, die Begleitwirkungsrate und -intensität sind bei Manikern wesentlich geringer. Bei der antimanischen Therapie ist Lithium mit einem Neuroleptikum, z. B. Haloperidol, zu kombinieren. Es kann bis zu 6 Monaten dauern, bis die prophylaktische antizyklothyme Wirksamkeit von Lithium manifest wird, der Patient und seine Angehörigen sollen darüber vom Arzt informiert werden. Auch während dieser Initialphase der Behandlung muß die kontinuierliche und regelmäßige Einnahme des Präparates gewährleistet sein. Auch die Abschwächung einer neu auftretenden depressiven Phase ist als Lithium-Therapieerfolg zu werten.

Begleitwirkungen der Lithiumsalze

Im Vordergrund der Begleitwirkungen, über die viele Patienten klagen, stehen Erscheinungen eines feinschlägigen Tremors, vor allem an den Fingern. Er steht nicht im Zusammenhang mit einer extrapyramidalen

Funktionsänderung. Antiparkinsonmittel sind deshalb nicht indiziert. Der nicht selten sehr lästige Fingertremor kann durch Beta-Rezeptoren-blocker wie Dociton® (Propranolol) neutralisiert werden. Die Dociton®-Tagesdosis liegt bei 30–90 mg. Der Tremor kann schon im ersten Behandlungsstadium auftreten, ebenso sind gastrointestinale Beschwerden im Sinne von Völlegefühl, Druck in der Magengegend, Übelkeit, Brechreiz, Erbrechen und Durchfälle möglich (in etwa 30% der Fälle). Diese Magen-Darm-Beschwerden klingen nach längerer Behandlung im allgemeinen von selbst ab. Das gleiche gilt für eine anfänglich bestehende Muskelschwäche. Durst und Polyurie erweisen sich in maximal der Hälfte der Fälle als recht konstante Begleitwirkungen; im späteren Verlauf der Behandlung, nach einigen Monaten, können Ödeme und Gewichtszunahmen (bei 5–10% der mit Lithium behandelten Patienten), festgestellt werden. In 25% der Fälle ist eine geringfügige Minderung der renalen Konzentrationsleistung beobachtet worden, die glomeruläre Filtrationsrate ist dabei nicht vermindert. Eine Vergrößerung der Schilddrüse (bei 5–10% der mit Lithium behandelten Patienten), meist ohne Veränderung der Schilddrüsenfunktion, kann Patient und Angehörige erschrecken, nach Verringerung der Lithiumdosis bzw. dem Absetzen des Präparates verschwindet die Struma wieder. In seltenen Fällen kann es zu einer leichten Hypothyreose kommen. Die Behandlung mit Novothyral® (in der ersten Woche 1 Tablette täglich, danach 2 Tabletten täglich) normalisiert den Schilddrüsenumfang wieder. Seltener kommt es zu Aknebildung, Haarausfall, Hautefloreszenzen, Pruritus oder Quincke-Ödemen, Magengeschwüren, Libido- und Potenzminderungen, Libidosteigerungen, Alkoholintoleranz, Kopfschmerzen und epileptischen Anfällen.

Bei Langzeittherapie mit Lithiumsalzen ist ein dyskognitives Syndrom mit Beeinträchtigung der Konzentration, der Auffassung, der Merkfähigkeit und der Präzision des Denkens beobachtet worden. Weitere Untersuchungen zur Klärung der Ursachen solcher Phänomene während der Lithiumanwendung sind notwendig. Erscheinungen einer Toleranzsteigerung mit der Notwendigkeit der Dosiserhöhung treten nicht auf, es kommt nicht zu Abhängigkeitsphänomenen.

Lithium-Intoxikationen

Zu Lithium-Vergiftungen kommt es, wenn akut toxische Dosen (etwa in suizidaler Absicht) eingenommen werden, wenn eine kontinuierliche Überdosierung wegen des Fehlens von Lithium-Kontrollen im Serum erfolgt oder wenn die Ausscheidungsfähigkeit der Nieren herabgesetzt ist. Diuretika wie Elkapin®, Esidrix®, Hygroton® können eine Lithium-Vergiftung durch Hemmung der Lithium-Ausscheidung hervorrufen. Bei der Lithium-Intoxikation (erste Anzeichen bei einem Serumspiegel zwischen 1,5 und 2,0 mval/l) treten Übelkeit, Erbrechen, Durchfälle, grobschlägiger Tremor, Müdigkeit und Schläfrigkeit auf, der Patient klagt über Schwindel, er spricht undeutlich und verwaschen. Es kann zu Reflexsteigerungen, Muskelfaszikulieren, Tonuserhöhung, Ataxie, Athetose, selten auch zu Streckkrämpfen mit Grand-mal-Anfällen kommen. Derartige Symptome müssen stets Anlaß des vorübergehenden Absetzens der Lithium-Medikation sein, außerdem muß sofort eine Lithium-Bestimmung im Serum durchgeführt werden. Dabei ist zu berücksichtigen, daß der Lithium-Spiegel innerhalb von 15–30 Stunden auf die Hälfte absinkt. Ist die Blutprobe erst nach dem Absetzen des Medikamentes durchgeführt worden, so läßt sich auf dieser Schätzungsgrundlage der Lithium-Gehalt für den Zeitpunkt des Absetzens vermuten.

Eine Lithium-Vergiftung ist eine ernste Komplikation, die der Behandlung in einer Intensivabteilung bedarf. Es kommt darauf an, die Atemwege freizuhalten, Infektionen zu verhindern und vor allem eine Bilanzierung des Wasser- und Elektrolythaushaltes vorzunehmen. Bei sehr hohen Lithium-Konzentrationen über 3,5 mval/l, bei entsprechendem klinischem Bild auch schon ab 2,0 mval/l und bei sehr schlechtem Allgemeinzustand oder bei herabgesetzter renaler Lithium-Ausscheidung kann eine Hämodialyse notwendig werden (Schou 1960).

Lithium-Bestimmungen im Serum können heute in allen modernen Kliniklaboratorien und in zahlreichen ambulanten Laboratorien durchgeführt werden. Die Bestimmung erfolgt flammenphotometrisch oder atomabsorptionsphotometrisch. Für die Lithium-Bestimmung im Serum genügen 10 ml Blut, das nicht in besonderer Weise behandelt werden muß. Die Patienten können vor der Blutentnahme gegessen haben, sie dürfen allerdings für mindestens 12 Stunden kein Lithium-Präparat eingenommen haben.

Wechselwirkungen von Lithiumsalzen mit anderen Pharmaka

Verstärkung der Lithium-Wirkung

Die Wirkung von Lithiumsalzen wird durch folgende Arzneimittel verstärkt:

- Diuretika vom Thiazid-Typ (herabgesetzte Lithium-Ausscheidung)
- nichtstereoidale Antirheumatika (Ibuprofen, Ketoprofen, Indometazin, Diclofenac, Phenylbutazon, Piroxicam). Beeinträchtigung der Lithium-Ausscheidung mit Anstieg des Lithium-Serumspiegels
- Tetracycline
- ACE-Hemmer (herabgesetzte Lithium-Ausscheidung)
- Carbamazepin
- Diltiazem
- Verapamil
- Calcium-Antagonisten (vermehrte Neurotoxizität)

Abschwächung der Lithium-Wirkung

Eine Herabsetzung der Wirkungsintensität von Lithiumsalzen tritt ein durch zusätzliche Anwendung von:

❖ Theophyllin
❖ Azetazolamid
❖ Na-hydrogencarbonat (Beschleunigung der Lithium-Ausscheidung)

Verstärkung von Arzneimitteln durch Lithiumsalze

Lithiumsalze verstärken die Wirkung von:

❖ Neuroleptika (Neurotoxizität). Über vermehrte späte extrapyramidale Hyperkinesen ist berichtet worden.
❖ Muskelrelaxantien
❖ Metoclopramid

Kontraindikationen der Lithium-Anwendung

– Addinsonsche Krankheit
– Herz-Kreislauf-Erkrankungen
– Myasthenia gravis und Nierenstörungen schweren Ausmaßes
– Störungen des Natriumhaushaltes und die Notwendigkeit einer kochsalzarmen Diät
– Schwangerschaft
– Schlechter Allgemeinzustand
– Arteriosklerose im Bereich des zentralen Nervensystems

Schwangerschaft

Obwohl nicht sichergestellt ist, daß Lithiumsalze, die in den ersten Schwangerschaftsmonaten verabreicht werden, zu Mißbildungen führen, sollte in den ersten drei Schwangerschaftsmonaten keine Lithium-Therapie durchgeführt werden. Während einer Lithium-Behandlung darf nicht gestillt werden.

Carbamazepin

Nachdem Carbamazepin in den sechziger Jahren als Antiepileptikum eingeführt wurde und heute zu den Standardsubstanzen in der antiepileptischen Therapie zählt, wurden in den siebziger und Anfang der achtziger Jahre die antimanische Wirkung und die rezidivprophylaktische Wirkung bei affektiven Psychosen beschrieben. Carbamazepin wird vor allem bei Lithium-Versagen allein oder in Kombination mit Lithium eingesetzt.

In seiner chemischen Struktur ähnelt Carbamazepin dem trizyklischen Antidepressivum Imipramin. Es handelt sich um ein Dibenzoazepin-Carboxamid. Der Wirkmechanismus der Carbamazepin-Behandlung ist noch nicht gesichert. Möglicherweise werden von ihm sog. Second-Messenger-Effekte wie die Hemmung von Inositol-Phosphat oder

Tabelle 8 Lithium-Präparate (Normothymotika)

Firmen-bezeichnung	Hypnorex® retard	leukominerase®	Lithium „Apogepha"
Chemische Zusammen-setzung	Lithiumcarbonat	Lithiumcarbonat	Lithiumcarbonat
Indikations-schwerpunkte	antidepressive u. antimanische Prophylaxe, Therapie mani-scher Phasen u. maniformer schizoaffektiver Syndrome, besonders für die Langzeit-prophylaxe geeignet	wie Hypnorex® retard, besonders für die Langzeit-prophylaxe geeignet	wie Hypnorex® retard, besonders für die Langzeit-prophylaxe geeignet
Tagesdosie-rung in der Klinik oder ambulant	2–4 Tabletten tgl. zu je 400 mg Lithiumcarbonat = 11 mmol/l	3–6 Tabletten tgl. zu je 150 mg Lithiumcarbonat = 4 mmol/l	3 × ½–3 × 1 Tablette tgl. zu je 295 mg Lithiumcarbonat = 8 mmol/l
Mögliche Begleit-wirkungen	feinschlägiger Fingertremor; Völlegefühl in der Magen-gegend, Appetit-losigkeit, Übel-keit, Brechreiz, vermehrter Durst, Polyurie, Muskelschwäche, Müdigkeit, Struma, jedoch insgesamt schwä-chere Begleit-wirkungen	entsprechend Hypnorex® retard	entsprechend Hypnorex® retard

Tabelle 8 (Fortsetzung)

Firmen-bezeichnung	Lithium-Aspartat®	Lithium Duriles®	Li 450 „Ziethen®"
Chemische Zusammen-setzung	Lithium-dl-aspartat	Lithiumsulfat	Lithiumcarbonat
Indikations-schwerpunkte	wie Hypnorex® retard	wie Hypnorex® retard, besonders für die Langzeit-prophylaxe geeignet	wie Hypnorex® retard, besonders für die Langzeit-prophylaxe geeignet
Tagesdosie-rung in der Klinik oder ambulant	3 × 1–3 × 2 Drag. zu je 500 mg Lithium-dl-aspartat = 3,2 mval/l (mmol/l)	2–6 Tabletten tgl. zu je 330 mg Lithiumsulfat = 6 mval/l (mmol/l)	2–4 Tabletten tgl. zu je 450 mg Lithiumcarbonat = 12 mmol/l
Mögliche Begleit-wirkungen	Kopf- und Nackendruck, kaum Tremor, sonst wie Hypno-rex® retard	wie Hypnorex® retard	wie Hypnorex® retard

Firmen-bezeichnung	Quilonum®	Quilonum® retard
Chemische Zusammen-setzung	Lithiumacetat	Lithiumcarbonat
Indikations-schwerpunkte	wie Hypnorex® retard	wie Hypnorex® retard, besonders für die Langzeit-prophylaxe
Tagesdosie-rung in der Klinik oder ambulant	prophylaktisch: 2–6 Oblong-Tabletten zu je 536 mg Lithiumacetat = 8 mmol/l	2–4 Oblong-Tabletten tgl. zu je 450 mg Lithiumcarbonat = 12 mmol/l
Mögliche Begleit-wirkungen	wie Hypnorex® retard	wie Hypnorex® retard, jedoch insgesamt schwächere Nebenwirkungen

eine Steigerung der GABA-Aktivität ausgelöst. Carbamazepin wird nach oraler Gabe gut resorbiert. Eine maximale Plasmakonzentration wird bei einmaliger Gabe nach 4 bis 12 Stunden erreicht.

Carbamazepin sollte bei Versagen der Lithium-Therapie oder bei Lithium-Unverträglichkeit einschleichend dosiert werde. Z.B. ist die Gabe von 150–300 mg Tegretal® oder Timonil® am Abend sinnvoll. Die Dosis sollte bei manischen Syndromen entsprechend dem klinischen Bild langsam angepaßt werden. Im allgemeinen reicht hierzu eine Dosis von 600–800 mg/Tag aus. Gesicherte Serumspiegelbereiche liegen für diesen Indikationsbereich nicht vor; allerdings sollten Serumspiegel zwischen 4 und 10 µg/ml angestrebt werden, da diese sich bei der antiepileptischen Behandlung als verträglich erwiesen haben. Zur rezidivprophylaktischen Wirkung hat sich die Gabe von 400–600 mg Carbamazepin/Tag bewährt. Carbamazepin löst eine Enzyminduktion aus, so daß bei längerfristiger Gabe trotz gleichbleibender Dosis der Serumspiegel absinken kann. Eine Dosiserhöhung ist dann erforderlich.

Das Nebenwirkungsrisiko der Carbamazepin-Behandlung wird oft unterschätzt. Aus neurologisch-psychiatrischer Sicht können besonders bei zu schneller Dosissteigerung Schwindel, Ataxie, Kopfschmerzen, Müdigkeit, Sehstörungen, Parästhesien und Nystagmus auftreten. Kardiovaskuläre Risiken bestehen in Arrhythmien, Bradykardien und AV-Blockierungen. Als hämatologische Komplikationen werden Leukopenien, Agranulozytosen, Thrombozytopenien und aplastische Anämien beobachtet. Dies ist auch ein Grund dafür, daß eine Kombination von Carbamazepin mit Leponex® nur als ultima ratio erfolgen sollte. Unter Carbamazepin-Behandlung können Cholestasen, Bilirubinerhöhungen und Erhöhungen der alkalischen Phosphatase sowie der Gamma-GT auftreten. Die Schilddrüsenhormonwerte T_3 und T_4 können ebenso wie der Serum-Natrium-Spiegel abfallen. Es kann zu einer Cortisolerhöhung kommen. Auch die dermatologischen Komplikationen sollten nicht unterschätzt werden. Neben häufiger auftretenden Exanthemen und urtikariellen Hautveränderungen wurden exfoliative Dermatitiden, Stevens-Johnson-Syndrome und Lyell-Syndrome beobachtet. Eine Carbamazepin-Behandlung sollte bei bekannter Überempfindlichkeit gegenüber Carbamazepin und trizyklischen Antidepressiva nicht eingeleitet werden. Vorsicht ist bei Herzerkrankungen und schweren Leberfunktionsstörungen geboten. Regelmäßige Kontrollen des weißen und roten Blutbildes, der Leberwerte, des EKGs und bei klinischem Verdacht der Schilddrüsenhormonwerte, des Cortisolspiegels und der Serumelektrolyte sind angezeigt. Ob die beschriebenen antimanischen und rezidivprophylaktischen Wirkungen des Carbamazepins auch mit anderen Antikonvulsiva bewirkt werden können, wie z.B. mit dem sicherlich auch psychotrop wirkenden Valproat, kann derzeit nicht ausreichend sicher beurteilt werden.

Psychopharmaka mit anxiolytischer bzw. sedierender Wirksamkeit

Tranquilizer (Ataraktika)

Entdeckung und Entwicklung

Die außerordentlich weite, kaum mehr kontrollierbare Verbreitung psychotroper Substanzen mit affektiv entspannendem Effekt entspricht offenbar den Bedürfnissen einer hochurbanisierten Industriegesellschaft, deren Mitglieder sich gegen die ständige Reizüberflutung und daraus resultierende überschießende vegetative, affektive und motorische Reaktionen mit Beruhigungsmitteln abschirmen wollen. Tranquillisierende Substanzen spielen in der klinischen und ambulanten Psychiatrie nicht einmal die Hauptrolle, ihre Verbreitung in anderen medizinischen Bereichen ist ungleich größer.

Obwohl der vor allem in den angelsächsischen Ländern, aber auch im deutschen Sprachraum weitverbreitete Begriff „Tranquilizer" irreführend ist, hat sich der eindeutigere Terminus Ataraktika nicht durchgesetzt. Sprachliche Verwechslungen kommen immer wieder vor, da in der englischsprachigen Literatur die Neuroleptika als major tranquilizers bezeichnet werden, während die in der kontinentaleuropäischen Literatur als Ataraktika oder Anxiolytika bezeichneten Substanzen minor tranquilizers genannt werden.

1946 wurde die muskelentspannende Wirksamkeit der Glycerinester festgestellt, eines der ersten wichtig gewordenen Präparate war Mephenesin. Wesentlich wichtiger wurde das ebenfalls 1946 entwickelte Meprobamat, das über die auch bei ihm vorhandene ausgeprägte Muskelrelaxation hinaus eine sehr deutliche affektiv entspannende Wirksamkeit hat. Meprobamat ist zum typischen Repräsentanten einer chemisch uneinheitlichen Stoffklasse affektiv sedierender Substanzen geworden, die insgesamt nach Fabrikation und Vertrieb einen Spitzenplatz in der Pharmazeutikaliste einnehmen. 1960 wurde Librium® (Chlordiazepoxid) in den Arzneimittelschatz eingeführt, Librium® und Valium® (Diazepam) gehören zu den am meisten angewandten Pharmaka überhaupt.

Besonders wegen der Abhängigkeitsgefahr bei der Einnahme von Benzodiazepinpräparaten wird die ataraktische Wirkung von niedrig dosierten Neuroleptika und Antidepressiva zunehmend genutzt. Dagegen spielen sehr alte ataraktische Medikamente wie z.B. die Tinctura opii simplex, die eine Zeitlang bei der Therapie agitierter Depressionen als Sedativum eine Bedeutung hatte, keine Rolle mehr. Ebenso werden bromhaltige Präparate, die früher als Psychosedativa eingesetzt wurden, besonders wegen ihrer möglichen toxischen Wirkung kaum noch verordnet. Der Stellenwert neuerer Anxiolytika und Tranquilizer wie des Bespar® (Buspiron) und des noch in der klinischen Prüfung befindlichen Ipsapiron ist noch nicht ausreichend zu beurteilen. Umstritten sind noch die Einsatzmöglichkeiten von Betarezeptorenblockern. Phytopharmaka werden in Tranquilizerindikation häufig in der allgemeinärztlichen Praxis verordnet.

Pharmakologische Befunde

Da sehr unterschiedliche Substanzgruppen mit Tranquilizerindikation therapeutisch angewandt werden können, ist es nicht verwunderlich, daß für die Tranquilizer keine einheitlichen pharmakologischen Befunde anzutreffen sind. Gemeinsam sind den beim Menschen muskelrelaxierenden, vegetativ, affektiv und motorisch dämpfenden Tranquilizern im pharmakologischen Tierversuch domestizierend-antiaggressive, antikonvulsive und muskelentspannende Effekte. Aus dieser Feststellung kann jedoch nicht geschlossen werden, daß sich für die Auffindung („screening") ataraktischer Substanzen verbindliche tierexperimentelle Daten pharmakologischer Art feststellen lassen. Die antikonvulsive Wirkung wird mittels elektrischer Hirnreizungen bzw. durch die Anwendung von Strychnin im Tierversuch geprüft. Die Mehrzahl der Tranquilizer kann die so zu erzeugenden Krampferscheinungen neutralisieren.

Das instinktgesteuerte Kampfverhalten von Versuchstieren wird trotz ausreichender auslösender Reize durch die Anwendung von Tranquilizern unterdrückt. Dabei sind die Versuchstiere nicht müde, so daß eine unspezifische Sedierung nicht als aggressionsverhindernd angesehen werden kann. Eine entsprechende Wirksamkeit ist auch beim Menschen festzustellen, die aggressive Gestimmtheit wird auch bei der therapeutischen Anwendung reduziert.

Tranquilizer können den bedingten Fluchtreflex nicht aufheben. Diese spezifische Wirksamkeit ist den Tranquilizern nicht eigen, allenfalls durch eine starke Sedierung, die Antrieb und Motorik der Versuchstiere dämpft, wird die Fluchtreaktion in unspezifischer Weise unmöglich gemacht. Ataraktika haben auch keine extrapyramidalen Effekte, dem entspricht die Tatsache, daß sie im Tierversuch keine Katalepsie hervorrufen.

Biochemische Befunde

Die wichtigste Gruppe der Tranquilizer oder Anxiolytika, die Benzodiazepine, verstärken den physiologischen synaptischen GABAergen (GABA = Gamma-Aminobuttersäure) Hemmechanismus bei der Erregungsübertragung über den synaptischen Spalt. Dieser synaptische Spalt befindet sich zwischen Nervenzellkörpern bzw. Nervenzellfortsätzen. Bei diesen unterscheidet man Axone (lange, wenig verästelte Nevenzellfortsätze) und Dendriten (kurze, stark verästelte Nervenzellfortsätze). Nervenzellkörper und Nervenzellfortsätze können Synapsen bilden, je nach Beteiligung von Zellkörpern bzw. Zellfortsätzen werden axosomatische, axodendritische bzw. axoaxonale Synapsen unterschieden. Es ist bekannt, daß Benzodiazepine die Wirkung der hemmenden Neurotransmittersubstanz GABA fördern. GABA kann über den synaptischen Spalt hinweg die erregende Funktion eines Fortsatzes einer zweiten Nervenzelle auf die Zellkörpermembran einer dritten Nervenzelle vermindern. Da diese Hemmungswirkung vor dem synaptischen Spalt zwischen der erregenden Nervenzelle und der zu erregenden Zelle stattfindet, spricht man von präsynaptischer Hemmung. Eine postsynaptische Hemmung liegt vor, wenn der GABAerge Hemmungsvorgang auf die Nervenzelle einwirkt, die dem erregenden Einfluß einer anderen Nervenzellendigung durch aktivierende Neurotransmitter ausgesetzt ist. Diese Erregung kann sich infolge der GABAergen Erregbarkeitsverminderung nur abgeschwächt auswirken. Der Terminus postsynaptische Hemmung bezieht sich auf die Tatsache, daß die Erregbarkeitsverminderung nach dem synaptischen Spalt zwischen aktivierender und zu aktivierender Zelle stattfindet.

Benzodiazepine besetzen spezifische Rezeptoren an GABAergen Synapsen. Hierdurch wird die Durchlässigkeit der Chloridionenkanäle erhöht, die mit den GABA-Rezeptoren gekoppelt sind. Es kommt zu einer Hyperpolarisation der Nervenzelle, die den Einfluß von Chloridionen fördert. Eine Verminderung von Transmittern im serotoninergen oder dopaminergen System soll die Folge sein. Bei präsynaptischem Angriff der Benzodiazepine wird vermutlich eine größere Menge GABA freigesetzt und kann so auf die nachgeschaltete Nervenzelle einwirken. Bei postsynaptischem Angriff sind die GABA-Rezeptoren offenbar empfindlicher gegenüber dem Hemmungs-Transmitter GABA.

Mit dem Benzodiazepin-Rezeptor können aber nicht nur Benzodiazepine in Wechselwirkung treten. An die Benzodiazepin-Rezeptoren binden sich nicht nur, wie im Falle der Tranquilizer, Moleküle, die die Wirkung von GABA verstärken, sondern auch Substanzen, die selbst keine Wirkung entfalten und dadurch die Interaktion des Rezeptors mit anregenden oder hemmenden Substanzen verhindern. Derartige Substanzen werden als Benzodiazepin-Antagonisten bezeichnet. Sie werden seit einigen Jahren mit Erfolg in der Anästhesie und internistischen Notfallmedizin angewandt.

Inverse Agonisten sind Substanzen, die den Benzodiazepin-Rezeptor besetzen und dabei eine dem Benzodiazepin entgegengesetzte Wirkung entfalten, nämlich starke Angstgefühle hervorrufen.

Hirnareale mit überdurchschnittlicher Tendenz zu paroxysmaler Aktivität wie der Hippocampus und die Großhirnrinde enthalten besonders viele Benzodiazepin-Rezeptoren und auch die größten Mengen an GABA. Benzodiazepin-Wirkungen lassen sich in diesen Hirnregionen besonders gut nachweisen.

GABA ist an 25–50% aller spezifischen Hemmechanismen des Gehirns beteiligt. Die analoge Wirkung der Benzodiazepine geht aus folgenden experimentellen Befunden hervor: Durch den GABA-Antagonisten Bicucullin werden die GABA-Rezeptoren blockiert; auf diese Weise kommen Krämpfe zustande. Benzodiazepine können diese durch Bicucullin hervorgerufenen Krampfanfälle verhindern, den anxiolytischen und muskelrelaxierenden Wirkungen der Benzodiazepine wirkt Bicucullin entgegen. Picrotoxin hemmt sowohl die GABA-Rezeptoren wie auch die anxiolytischen und muskelrelaxierenden Effekte der Benzodiazepine.

Durch Muscimol, einen GABA-Agonisten, wird die Empfindlichkeit der GABA-Rezeptoren heraufgesetzt, die erregungshemmenden Wirkungen der Gamma-Aminobuttersäure werden intensiviert. Muscimol vermindert den Gehalt an zyklischem Guanosinmonophosphat (cGMP) in den Purkinje-Zellen. Das Benzodiazepin-Derivat Diazepam (Valium®) ist in der gleichen Weise wirksam.

Die in Deutschland nicht mehr so häufig verwandten Barbiturate entfalten ebenfalls eine Wirkung auf das GABA-System, indem sie die Leitfähigkeit der Chloridkanäle beeinflussen. In höheren Dosierungen ist mit ihnen ein völliges Danniederliegen der Synapsenaktivitäten zu erreichen. Deshalb ist diese Substanzgruppe gefährlicher und schlechter zu steuern als Benzodiazepin-Tranquilizer.

Noch nicht sicher geklärt ist der angstlösende Mechanismus der Betarezeptorenbehandlung. Hierfür könnten sowohl die periphere Minderung von Tremor, Tachykardie, Schwitzen und Blutdruck als auch die zentrale Minderung des noradrenergen Tonus ebenso wie unspezifische Membraneffekte verantwortlich sein.

Die anxiolytische Wirkung von niedrig dosierten Neuroleptika (Neuroleptanxiolyse) und Antidepressiva wird mit den antidopaminergen, antiadrenergen, antihistaminischen und antiserotonergen Eigenschaften dieser Substanzen in Verbindung gebracht.

Vorbemerkungen zur Einteilung und Anwendung der Tranquilizer

Tranquilizer haben bisher in klinischen Studien keine antipsychotischen Effekte gezeigt, eine Ausnahme hierzu stellen vielleicht stuporöse katatone Syndrome dar, die oft durch intravenöse Gabe von Lorazepam (Tavor®) zu beseitigen sind. In der Regel sind jedoch Tranquilizer nicht in der Lage, schizophrene oder zyklothyme Psychosen zum Abklingen zu bringen. Es ist anzuerkennen, daß sie in der modernen Psychopharmakotherapie unentbehrlich geworden sind, sie dürfen jedoch nicht als Alibi dienen, eine notwendige psychodiagnostische Syndromerklärung bzw. eine Psychotherapie zu unterlassen. Die bequeme Anwendung kann dazu verleiten, einen personalen neurotischen Konflikt nicht mehr zu analysieren und kausal zu therapieren, sondern seine affektiven und vegetativen Auswirkungen symptomatisch zu kompensieren. Die Hauptgefahr einer Indikationsverfehlung liegt nicht einmal so sehr in der Erzeugung einer psychischen oder physischen Abhängigkeit, obwohl auch diese Möglichkeit bedacht werden muß, als vielmehr in einer unangebrachten Daueranwendung, die den eigentlichen neurotischen Störungskern nicht erreicht. Ebenso muß es als unrichtig angesehen werden, wenn schon bei geringfügigen affektiven oder vegetativen Mißempfindungen Ataraktika eingenommen werden. Die leichte Anwendbarkeit dieser Substanzen verleitet dazu, ohne ärztliche Kontrolle derartige Pseudoindikationen zu stellen.

Tranquilizer sind von Nutzen, wenn akut emotionale Entspannung, Angstlösung und Sedierung herbeigeführt werden müssen, wenn Konflikte entaktualisiert und vegetative Irritationserscheinungen gedämpft werden müssen. In solchen Fällen können sie die Einleitung einer Psychotherapie ermöglichen bzw. unterstützen. Als Zusatzmedikation zu neuroleptischen oder thymoleptischen Substanzen sind sie bei psychomotorischer Erregung und Agitiertheit nützlich. Nosologische Gegebenheiten spielen keine wesentliche Rolle. Die Wirkung ist syndromgerichtet.

Die in der Praxis wichtigste Gruppe der Ataraktika stellen die Benzodiazepin-Derivate dar. Zu ihr gehören:

Kurz wirksame Benzodiazepine (weniger als 6 Stunden)

❖ Dormicum®   (Midazolam)
❖ Halcion®   (Triazolam)
❖ Lendormin®   (Brotizolam)

Mittellang wirksame Benzodiazepine (6–24 Stunden)

❖ Adumbran®   (Oxazepam)
❖ Azutranquil®   (Oxazepam)

- ❖ Bromazanil®   (Bromazepam)
- ❖ Cassadran®   (Alprazolam)
- ❖ duralozam® 1,0 – 2,5   (Lorazepam)
- ❖ durazanil® 6   (Bromazepam)
- ❖ durazepam®-forte   (Oxazepam)
- ❖ Gityl® 6   (Bromazepam)
- ❖ Laubeel® 1,0 – 2,5   (Lorazepam)
- ❖ Lexotanil® 6   (Bromazepam)
- ❖ neo-OPT®   (Bromazepam)
- ❖ Noctazepam®   (Oxazepam)
- ❖ Normoc®   (Bromazepam)
- ❖ Oxa-Puren®   (Oxazepam)
- ❖ Oxazepam 10 Stada®   (Oxazepam)
- ❖ Oxazepam ratiopharm® 10 – 50   (Oxazepam)
- ❖ Oxazepam retard ratiopharm®   (Oxazepam)
- ❖ Praxiten® 10   (Oxazepam)
- ❖ Praxiten® 30 Expedit   (Oxazepam)
- ❖ Praxiten® forte   (Oxazepam)
- ❖ Punktyl® 1,0 – 2,5   (Lorazepam)
- ❖ Sigacalm®-forte   (Oxazepam)
- ❖ Somagerol® 1,0 – 2,5   (Lorazepam)
- ❖ Tafil® 0,5 – 1,0   (Alprazolam)
- ❖ Talis® 5, 10   (Metaclazepam)
- ❖ Talis® Tr.   (Metaclazepam)
- ❖ Tavor® 0,5; 1,0; 2,5   (Lorazepam)
- ❖ Tavor® Kaps. 2,0   (Lorazepam)
- ❖ Tavor® 1,0; 2,5 Expidet   (Lorazepam)
- ❖ Tavor® pro injectione 2 mg i. m., i. v.   (Lorazepam)
- ❖ Tolid® 1,0; 2,5   (Lorazepam)
- ❖ Trecalmo® Tbl. 5 mg, 10 mg / Tab.   (Clotiazepam)
- ❖ Uskan® 10, 20   (Oxazepam)

Lange wirksame Benzodiazepine (mehr als 24 Stunden)

- ❖ Demetrin®   (Prazepam)
- ❖ Diazepam 5 und 10 Stada®   (Diazepam)
- ❖ Diazepam Desitin® rectal tube 5 mg,   (Diazepam)
  10 mg, Injektionslösung i. m., i. v.
- ❖ Diazepam® 10 mg   (Diazepam)
- ❖ Diazepam® Lipuro   (Diazepam)
- ❖ Diazepam ratiopharm® 2 mg, 5 mg,   (Diazepam)
  10 mg (i. m., i. v.), 5 Zäpfchen,
  10 Zäpfchen
- ❖ Diazepam Weimer 5 mg   (Diazepam)
- ❖ duradiazepam 10 l. m., i. v.   (Diazepam)
- ❖ Faustan® 15 i. m., i. v.   (Diazepam)
- ❖ Frisium® 10, 20 und 20 Tabs.   (Clobazam)
- ❖ Lamra® 10 mg   (Diazepam)
- ❖ Librium®   (Chlordiazepoxid)
- ❖ Librium® Tabs.   (Chlordiazepoxid)
- ❖ Mono Demetrin®   (Prazepam)
- ❖ Multum®   (Chlordiazepoxid)

❖ Rudotel®	(Medazepam)
❖ Stesolid®	(Diazepam)
❖ Tiromne® 5, 10 Amp.	(Diazepam)
❖ Tranquase® 5, 10	(Diazepam)
❖ Tranquit®	(Oxazolam)
❖ Tranquo-Tablinen® 5, 10	(Diazepam)
❖ Tranxilium® Tabs.	
❖ Tranxilium® 15, 20, 50	
❖ Tranxilium® injizierbar i. m., i. v.	(Dikaliumclorazepat)
❖ Tranxilium® N Tr.	(Nordazepam)
❖ Valiquid® 0,3	(Diazepam)
❖ Valium® 2, 5, 10 (i. m., i. v.) und MM	(Diazepam)

Benzodiazepin-Hypnotika

❖ Dalmadorm®	(Flurazepam)
❖ Dormicum® i. m., i. v.	(Midazolam)
❖ Dormo-Puren®	(Nitrazepam)
❖ Eatan® N	(Nitrazepam)
❖ Ergocalm® 1,0 und 2,0 und Tabs.	(Lormetazepam)
❖ Fluninoc®	(Flunitrazepam)
❖ Flunitrazepam-ratiopharm® 2	(Flunitrazepam)
❖ Flurazepam 15, 30 Riker®	(Flurazepam)
❖ Halcion® 0,25	(Triazolam)
❖ imeson®	(Nitrazepam)
❖ Lendormin®	(Brotizolam)
❖ Loretam® 0,5; 1,0; 2,0	(Lormetazepam)
❖ Mogadan® Roche	(Nitrazepam)
❖ Noctamid® 0,5; 1,0; 2,0 und i. v.	(Lormetazepam)
❖ Noctazepam®	(Oxazepam)
❖ Planum®/mite	(Temazepam)
❖ Pro Dorm® 1,0; 2,5	(Lorazepam)
❖ Punktyl® 1,0–2,5	(Lorazepam)
❖ Radedorm® 5, 10	(Nitrazepam)
❖ Remestan® mite	(Temazepam)
❖ Rohypnol® i. m., i. v.	(Flunitrazepam)
❖ Sonin®	(Loprazolam)
❖ Staurodorm® Neu	(Flurazepam)
❖ Tolid® 1,0/2,5	(Lorazepam)
❖ Valiquid® 0,3	(Diazepam)
❖ Valium® MM Roche	(Diazepam)

Von diesen Benzodiazepin-Derivaten sind intramuskulär und intravenös injizierbar Diazepam Desitin®, Diazepam ratiopharm®, duradiazepam®, Dormicum®, Faustan®, Tavor®, Tranxilium®, Rohypnol® und Valium®. Bei der intravenösen Applikation muß eine Vene mit großem Durchmesser gewählt werden, um eine Thrombophlebitis zu vermeiden. Die Injektion ist langsam auszuführen, Blutdruck und Atmung sind dabei zu beobachten. Bei zu schneller Injektion kann es zu Blutdruckabfall und

Atmungsdepression kommen. Die intraarterielle Injektion führt zur Gefäßwandnekrose, sie muß deshalb unter allen Umständen vermieden werden.

Werden die Benzodiazepin-Derivate nach ihrer Verweildauer im Organismus unterschieden, die eine Funktion ihrer Halbwertszeit ist (HWZ: Zeit, nach der der Plasmaspiegel des Wirkstoffs bzw. des wirkungsaktiven Metaboliten auf die Hälfte abgefallen ist), so ergibt sich, daß Adumbran® (HWZ etwa 10 Stunden), Lexotanil® (HWZ 12 Stunden), Trecalmo® (HWZ 4,5 Stunden) und Tavor® (HWZ etwa 13 Stunden) Anxiolytika mit mittellanger Verweildauer sind. Benzodiazepine mit langer Verweildauer sind Valium® (HWZ 32 Stunden), Diazepam Desitin® (HWZ 32 Stunden), Tranxilium® (HWZ der Ausgangssubstanz nur 2 Stunden), Demetrin® (HWZ der Ausgangssubstanz nur 1,3 Stunden).

Die lange Verweildauer dieser Präparate kommt dadurch zustande, daß ihr gemeinsamer aktiver Metabolit N-Desmethyldiazepam eine Halbwertszeit von durchschnittlich etwa 52–53 Stunden aufweist.

Auch Librium® gehört mit einer Halbwertszeit von 18 Stunden, zu denen noch die Halbwertszeiten der wirkungsaktiven Metaboliten Desmethylchlordiazepoxid (1–18 Stunden), Demoxepam (21–79 Stunden) und Desoxydemoxepam (44 Stunden) berücksichtigt werden müssen, zu den Anxiolytika mit langer Verweildauer. Frisium® hat eine Halbwertszeit von 18 Stunden, sein aktiver Metabolit N-Desmethylclobazam weist eine Halbwertszeit von 42 Stunden auf.

Die Benzodiazepine mit kurzer Verweildauer sind durch eine geringe Kumulationsgefahr ausgezeichnet. Werden sie abends zur Schlafförderung eingenommen, so ist die lästige Möglichkeit eines Überhangs an Müdigkeit und Sedierung gering. Werden diese Präparate abrupt abgesetzt, so kann es allerdings rasch zu Entziehungsphänomenen kommen. Benzodiazepine mit langer Verweildauer können relativ rasch zur Kumulation führen, dies gilt vor allem bei der Anwendung bei älteren Patienten. Nach längerer Einnahme und plötzlichem Entzug dieser Substanzen beträgt das freie Intervall bis zum Auftreten von Entzugserscheinungen mehrere Tage.

Die Meprobamat enthaltenden Präparate sind gegenüber den Benzodiazepin-Abkömmlingen in den Hintergrund getreten. Meprobamat gehört zu den Carbaminsäure-Derivaten. Vertreter dieser Stoffgruppe sind Visano® N und Visano®-mini N.

Hydroxyzin (Atarax®) ist ein Diphenylmethan-Abkömmling, der in der Psychiatrie keine wesentliche Rolle spielt, jedoch in anderen medizinischen Disziplinen noch verbreitet ist. Das zu den Antidepressiva zu rechnende Opipramol (Insidon®) spielt in den neuen deutschen Bundesländern eine größere Rolle.

Ein sehr altes Ataraktikum bzw. Anxiolytikum ist Bellergal® bzw. Bellergal® retard, in dem 0,1 mg Belladonna-Gesamtalkaloide, 0,3 mg Ergotamintartrat und 20 mg Phenobarbital bzw. 0,2 mg Belladonna-Gesamtalkaloide, 0,6 mg Ergotamintartrat und 40 mg Phenobarbital (Retardform) enthalten sind.

Niedrig dosierte Neuroleptika werden wegen ihrer Nebenwirkungsarmut bei fehlender Abhängigkeitsgefahr häufig in größerem Umfang eingesetzt. Besondere Bedeutung kommt hierbei dem Imap 1,5 mg (Fluspirilen) zu. Aber auch Dapotum® D minor, Dominal®, Jatroneural®, Omca®, Melleretten® und Orap® sind in dieser Indikation zugelassen.

In placebokontrollierten klinischen Studien hat sich auch die Wirksamkeit von Neuronika® (D,L-Kavain) nachweisen lassen.

Dem Bespar® (Buspiron) wird wegen eines möglichen neuartigen Wirkmechanismus besonderes wissenschaftliches Interesse entgegengebracht.

Unter praktischen Gesichtspunkten ist es ohne Einbuße an therapeutischer Effektivität möglich, sich auf einige Tranquilizer zu beschränken. Bei der Auswahl sollten die Wirkungsdauer, das mögliche Abhängigkeitsrisiko und das Nebenwirkungsprofil der Präparate berücksichtigt werden.

Klinische Therapie mit Tranquilizern vom Benzodiazepin-Typ

Für die klinische Therapie gelten alle Indikationen der Benzodiazepin-Tranquilizer-Anwendung wie innere Unruhe, Spannungszustände, Angst, vegetative Irritationen und Schlafstörungen. Diese Substanzen sollten vor allem Anwendung finden, wenn eine kurzfristige Kompensation der Beschwerden notwendig ist. Dies wird bei ganz akuten Angst- und Unruhezuständen notwendig sein. Der klinische Gebrauch der Tranquilizer muß so erfolgen, daß nach der Entlassung des Patienten aus der stationären Behandlung die Anwendung dieser Substanzen nicht einfach fortgesetzt wird. Es sollte in der Klinik gelingen, den Patienten die Tranquilizer-Applikation als eine zeitlich begrenzte Maßnahme begreifbar zu machen. Ist dies nicht möglich oder besteht eine längerfristige Indikation, so sollten besonders bei bestehender Gefahr der Abhängigkeit Tranquilizer vom Benzodiazepin-Typ nicht angewandt werden. Dann ist die Anwendung von niedrig dosierten Neuroleptika, niedrig dosierten Antidepressiva und psychotropen Phytopharmaka vorzuziehen, auch wenn der therapeutische Effekt nicht so kurzfristig wie bei Anwendung von Benzodiazepin-Tranquilizern zu erzielen ist. Zur Beseitigung von hochakuten Angst- und Spannungszuständen wird man auf die einmalige Gabe eines Benzodiazepin-Tranquilizers allerdings nicht verzichten können. Alle Tranquilizer vom Benzodiazepin-Typ haben eine mehr oder weniger schlaffördernde Wirkung.

Besonders schlaffördernd sind:

❖ Valium®	(Diazepam)
❖ Dalmadorm®	(Flurazepam)
❖ Halcion®	(Triazolam)
❖ Mogadan®	(Nitrazepam)
❖ Eatan® N	(Nitrazepam)
❖ imeson®	(Nitrazepam)
❖ Noctamid®-1	(Lormetazepam)
❖ Rohypnol®	(Flunitrazepam)
❖ Somnibel® N	(Nitrazepam)

Endogene Psychosen

Bei agitierten Depressiven und bei gespannten, psychomotorisch erreg-
ten Schizophrenen können Tranquilizer vom Benzodiazepin-Typ als Zu-
satzmedikamente zur antidepressiven bzw. neuroleptischen Basistherapie
verwendet werden. Sie wirken symptomatisch sedierend, der antipsychotische Effekt der Antidepressiva bzw. Neuroleptika verändert sich nicht.
Librium® ist fester Bestandteil des Kombinationspräparates Limbatril®
(Amitriptylin und Chlordiazepoxid). Es hat sich bei ängstlich-agitierten
Depressionen gut bewährt.

Delirium tremens, sonstige Verwirrtheitszustände

Valium® (Diazepam) ist beim Alkoholdelir i.m. oder i.v. in Tagesdosen
von maximal 80 mg indiziert. Valium® ist in seiner Wirkung bei diesen
Krankheitsbildern dem Distraneurin® (Clomethiazol) vergleichbar. Auch
bei sonstigen hirnorganisch bedingten Verwirrtheitszuständen kann Va-
lium® gegeben werden. Auch bei Bettflüchtigkeit im Rahmen einer Demenz ist die Substanz anwendbar. In solchen Fällen sollte die Tagesdosis
30 mg nicht überschreiten.

Epileptische Krampfanfälle, Status epilepticus

Für diese Indikation kommen vor allem auch Valium® (Diazepam) und
Rivotril® (Clonazepam) in Frage. Zur antikonvulsiven prophylaktischen
Therapie, in der Valium® nur ein Unterstützungsmedikament ist, genügen täglich 10–15 mg dieses Medikamentes. Rivotril® kann bei fast allen
Formen der Epilepsie im Säuglings- und Kindesalter, besonders bei Pe-
tit-mal-Epilepsien sowie bei generalisierten tonisch-klonischen Anfällen
angewandt werden. Diese Substanz kann auch mit gutem Erfolg zur
Dauertherapie bei Epilepsie des Erwachsenen eingesetzt werden, vor
allem fokale Anfälle lassen sich neutralisieren. Auch hierbei muß die
Abhängigkeitsgefahr berücksichtigt werden. Bei abhängigkeitsgefährde-
ten Patienten sollte die längerfristige Rivotril®-Gabe nach Möglichkeit

vermieden werden. Die anderen Benzodiazepin-Derivate eignen sich für diese Therapieform weniger gut. Beim Status epilepticus können Valium® und Rivotril® intravenös injiziert werden, dabei sind Einzeldosen von 20 mg Valium® und 1 mg Rivotril® möglich. Diese Dosen können bei Erwachsenen 2–3mal in halbstündigen Abständen gegeben werden.

Entzugssyndrome bei Drogenabhängigkeit, „Horror-Trips", „Flash-back"-Syndrome

Benzodiazepin-Derivate sind geeignet, die quälenden Entzugserscheinungen bei Drogensucht zu mildern. Es muß dabei allerdings berücksichtigt werden, daß Drogenabhängige auch die Benzodiazepin-Tranquilizer als Suchtmittel mißbrauchen. Die Anwendung dieser Substanzen ist zeitlich begrenzt und hat unter ständiger ärztlicher Kontrolle stationär zu erfolgen. Therapieziel ist dabei nicht die Erzeugung eines wohligen Befindens, das weiterer Abhängigkeit Vorschub leisten würde. Die parenterale Anwendung ist dabei kaum zu umgehen. Da Neuroleptika kein Suchtpotential haben, sollte zunächst eine Therapie mit Atosil® (400–700 mg tgl.) oder Haloperidol, z.B. Haldol® Janssen (20–40 mg tgl.), versucht werden.

Ambulante Therapie mit Tranquilizern vom Benzodiazepin-Typ

Diese Behandlungsform spielt im Vergleich zur klinischen Anwendung der Substanzen die weitaus größere Rolle. Die Indikationen sind nicht auf bestimmte medizinische Fachgebiete oder Krankheitstypen beschränkt. Leitsyndrome stellen Angst- und Spannungszustände sowie Ein- bzw. Durchschlafstörungen dar. Auf die einschränkenden Hinweise hinsichtlich der Dauer einer Benzodiazepin-Behandlung ist noch einmal aufmerksam zu machen. Jede ambulante Benzodiazepin-Anwendung, die 4–6 Wochen überdauert, muß hinsichtlich der Indikationsstellung überprüft werden. Psychotherapie ist keine Kontraindikation gegen eine Tranquilizer-Therapie. Es wäre falsch, den Standpunkt einzunehmen, daß eine psychotherapeutische Behandlung die gleichzeitige zeitweise Anwendung von Tranquilizern ausschließe. Eine Ausnahme können psycho- und soziotherapeutische Behandlungsverfahren bei Alkoholikern und Suchtkranken darstellen, bei denen die falsche Konditionierung des Einnehmens irgendwelcher psychotroper Substanzen, zu denen auch der Alkohol oder das Suchtmittel zu rechnen ist, unterbrochen werden soll.

Klinisch wie ambulant ist die Verordnung von Benzodiazepin-Tranquilizern zur Muskelrelaxation bei spastischen Paresen gut möglich. Es sollte hier versucht werden, mit der jeweils niedrigsten wirksamen Dosis auszukommen, damit nicht Müdigkeit oder Ataxie den Gesamtzustand des Patienten verschlechtern.

Begleitwirkungen der Tranquilizer vom Benzodiazepin-Typ

In den üblichen therapeutischen Dosen haben diese Tranquilizer keine narkotische Wirkung. Es ist jedoch möglich, durch Dosissteigerung eine solche Wirksamkeit hervorzurufen. Vor allem zu Beginn der Behandlung muß mit Müdigkeit, Schläfrigkeit, Reaktionsverlangsamung und Muskelschlaffheit gerechnet werden. Der gleichzeitige Genuß von Alkohol ist außerordentlich bedenklich und muß unterbleiben. Es kann zu toxischen Rauschzuständen mit Bewußtseinstrübung bzw. Bewußtseinsverlust kommen ("K.-o.-Tropfen").

Die Gefahr der Abhängigkeit von Tranquilizern des Benzodiazepin-Typs darf keinesfalls unterschätzt werden. Beachtenswert ist auch die bei langfristigem Gebrauch zu beobachtende Niedrigdosisabhängigkeit. Hierbei kommt es nicht zur Toleranz- und Dosissteigerung. Die eingetretene Abhängigkeit kann von Patient und Arzt unbemerkt bleiben, erst bei plötzlicher Unterbrechung der Benzodiazepin-Einnahme kann es zu ausgeprägten Entzugserscheinungen bis hin zu generalisierten tonisch-klonischen Krampfanfällen und deliranten Verwirrtheitszuständen kommen.

Überdosierung macht sich durch psychomotorische Verlangsamung, verwaschene Sprache, Augenmuskelstörungen (Doppelbilder), Gangunsicherheit, Kopfschmerzen und Übelkeit bemerkbar. Bei hochgradiger Intoxikation treten Verwirrtheitszustände mit psychomotorischer Unruhe und zerebrale Krämpfe auf.

Bei plötzlichem Absetzen der Benzodiazepin-Tranquilizer können deutliche Entzugssymptome auftreten, auch wenn eine manifeste Abhängigkeit vorher nicht bestanden hat. Als Entzugserscheinungen können innere Unruhe, Übelkeit, Schlaflosigkeit, Kopfschmerzen, Schwindel, Erbrechen, Tremor, Verwirrtheitszustände und Krampfanfälle, aber auch schizophreniforme Psychosen beobachtet werden. Nach längerer Benzodiazepin-Zufuhr sollte deshalb das Absetzen der Medikation nicht plötzlich, sondern im Zeitraum von Wochen, bei sehr hoher Dosis und langfristiger Anwendung im Zeitraum von Monaten langsam ausschleichend erfolgen. Auf die unterschiedlichen Intervalle zwischen dem Absetzen von Benzodiazepin-Derivaten und der Manifestation von Entzugserscheinungen in Abhängigkeit von der Verweildauer im Organismus sei an dieser Stelle noch einmal hingewiesen.

Wechselwirkungen von Benzodiazepinen mit anderen Pharmaka

Verstärkung der Benzodiazepin-Wirkung

Die Wirksamkeit von Benzodiazepin-Tranquilizern wird erhöht durch:

- ❖ irreversible Monoaminoxydase-Hemmer (nicht Aurorix® = Moclobemid)
- ❖ Äthylalkohol
- ❖ orale Kontrazeptiva
- ❖ Cimetidin (nicht bei Tavor® = Lorazepam und Adumbran®, Praxiten® = Oxazepam)
- ❖ Valproinsäure

Abschwächung der Benzodiazepin-Wirkung

Die Wirkung von Benzodiazepinen wird vermindert durch:

- ❖ Rauchen
- ❖ Alkohol
- ❖ Barbiturate
- ❖ Antiepileptika

In diesen Fällen kann es zur Enzyminduktion mit verstärkter Metabolisierung kommen.

Antacida können die Benzodiazepin-Resorption durch die Magen- und Darmschleimhaut beeinträchtigen.

Verstärkung von Arzneimittelwirkungen durch Benzodiazepine

Benzodiazepin-Derivate steigern im allgemeinen die sedierenden Wirkungen von:

- ❖ Neuroleptika
- ❖ Antidepressiva
- ❖ Schlafmitteln
- ❖ Antihistaminika

Sie können schon mit relativ geringen Mengen Äthylalkohol Rauschzustände hervorrufen.

Die muskelentspannende Wirkung von Muskelrelaxantien wird durch Benzodiazepine, vor allem durch Diazepam, erhöht.

Kontraindikationen der Benzodiazepin-Tranquilizer-Anwendung

– Myasthenia gravis
– ataktische Syptome
– Störungen der Leber- und Nierenfunktionen
– Alkohol- oder Psychopharmakavergiftung
– Schwangerschaft

Myasthenia gravis und ataktische Symptome

Als absolute Kontraindikation hat wegen der muskelrelaxierenden Wirkung der Benzodiazepine die Myasthenia gravis zu gelten. Da die muskelentspannende Wirksamkeit dieser Substanzen die motorische Koordination beeinträchtigt, sind auch ataktische Symptome als Kontraindikation anzusehen. Wie bei der Neurolepsie und der antidepressiven Psychopharmakotherapie ist unter einer Tranquilizermedikation das Steuern eines Kraftfahrzeuges in den ersten beiden Wochen als gefährlich zu bezeichnen und soll unterbleiben. Zwar hat sich bei kontrollierten Versuchen ergeben, daß bei manchen nervös-reizbaren, unter innerer Spannung leidenden Menschen eine niedrig dosierte Tranquilizer-Medikation die Leistungsfähigkeit im Straßenverkehr verbessert, jedoch ist eine solche positive Wirkung im Einzelfall nicht vorhersehbar, der Therapeut kann sich nicht auf sie verlassen.

Störungen der Leber- und Nierenfunktionen

Störungen der Leber- und Nierenfunktionen stellen zumindest relative Kontraindikationen dar. Dies gilt vor allem für Benzodiazepine mit langer Verweildauer.

Schwangerschaft

Die Schwangerschaft stellt zumindest eine relative Kontraindikation gegen eine Anwendung dieser Tranquilizer dar. Die Plazenta ist für Benzodiazepine gut durchgängig. Die teratogenetische Mißbildungsrate ist unter der Einwirkung von Benzodiazepinen leicht erhöht. Da diese Substanzen auch in die Muttermilch übergehen, ist ihre Verordnung in der Stillzeit nicht möglich. Bei der Gabe von Benzodiazepinen vor der Geburt muß mit einer motorischen und psychischen Beeinträchtigung des Neugeborenen für 1–2 Wochen gerechnet werden.

Anwendung von niedrig dosierten Neuroleptika in Tranquilizer-Indikation (Neuroleptanxiolyse, Heinrich und Lehmann)

Die zunehmende unkritische Verordnung von Benzodiazepin-Präparaten und die sich erst in den letzten Jahren verstärkt abzeichnenden Risiken einer derartigen Behandlung (Abhängigkeitsgefahr) haben zur Suche nach alternativen pharmakologischen Behandlungsverfahren geführt. In den letzten Jahren hat sich vor allem die niedrig dosierte Anwendung von Neuroleptika, besonders in Form des injizierbaren Imap® (Fluspirilen), bewährt.

Der angstlösende und affektiv entspannende Effekt von niedrig dosierter Neuroleptikaanwendung bei nichtpsychotischen Zuständen war bereits kurz nach Einführung der Neuroleptika beschrieben worden (Flügel 1953).

Die positive Beurteilung von Fluphenazin in einigen offenen, aber auch in gut kontrollierten experimentellen Laborstudien an Patienten mit Angstsyndromen und Spannungszuständen lieferte in den 60er Jahren einen wichtigen Beitrag zur Erforschung der anxiolytischen Wirksamkeit von Neuroleptika, ohne daß diese in größerem Umfang in der Praxis dann zur Anwendung kamen. Nachdem an großen Patientengruppen mit mehr als 2600 Patienten der gute Effekt der Fluspirilen-Behandlung in der Tranquilizer-Indikation auch unter Placebokontrolle nachgewiesen wurde, fand dieses Behandlungsverfahren besonders im deutschsprachigen Raum weite Verbreitung. Es hatte sich gezeigt, daß bei mehr als 75 % der so behandelten Patienten der therapeutische Effekt als gut bis sehr gut bezeichnet wurde, ohne daß die Behandlung durch bedenkliche Nebenwirkungen belastet wurde. Als Vorteil dieses therapeutischen Vorgehens gegenüber einer Behandlung mit Benzodiazepinen ergab sich, daß sich bei einer niedrig dosierten Neuroleptika-Therapie vor allem keine Abhängigkeitsentwicklung nachweisen ließ. Die bei antipsychotischen Dosierungen zu befürchtenden extrapyramidal-motorischen, vegetativen und endokrinen Nebenwirkungen waren bei niedriger neuroleptanxiolytischer Dosis nur in Ausnahmefällen beobachtet worden.

Die häufigste Begleitwirkung war mit 5,9 % nach eigenen Untersuchungen Gewichtszunahme, in 3,8 % berichteten die Patienten über Müdigkeit, extrapyramidale Störungen wurden insgesamt in 3,3 % der Fälle manifest. Über Kreislaufstörungen klagten knapp 0,6 % der Behandelten.

Der Wirkmechanismus einer entsprechenden Behandlung ist noch nicht bekannt, der Tranquilizer-Effekt wird mit der Angstlösung durch die Neuroleptika in Zusammenhang gebracht. Diskutiert wird die Hypothese, daß durch eine Blockade von präsynaptischen Dopaminautorezeptoren eine Steigerung des Dopamin-Abbaus bewirkt wird.

Die wichtigsten neuroleptischen Präparate bei Tranquilizerindikation sind:

❖ Imap® (Fluspirilen)
❖ Orap®, Antalon® (Pimozid)
❖ Melleretten (Thioridazin),
❖ Lyogen®
❖ Dapotum®, Omca (Fluphenazin)
❖ Fluanxol® (Flupentixol)

Mit allen Präparaten ist ein guter neuroleptanxiolytischer Effekt zu erzielen. Einfache Handhabbarkeit und sichere Applikation haben dazu geführt, daß vor allem Depotneuroleptika in niedriger Dosis angewandt werden.

Es ist empfehlenswert, zunächst eine Probeinjektion durchzuführen, um nach einem Behandlungszeitraum von etwa 7 Tagen zu entscheiden, ob die Fortsetzung der Behandlung sinnvoll ist. Zeichnet sich nach dieser Zeit ein günstiger Behandlungseffekt durch Angstminderung, Abbau von innerer Spannung und Normalisierung von vegetativen Funktionen ab, so kann bei Fortsetzung der Behandlung mit einer weiteren Verbesserung des Behandlungsergebnisses gerechnet werden. Es ist dann durchaus möglich, die Behandlung für 4–8 Wochen so fortzusetzen. In Ausnahmefällen können auch Behandlungszeiten von 12 Wochen und mehr durchgeführt werden. Treten allerdings bereits zu Beginn der Behandlung deutlich vor allem störende und in den Vordergrund der Beschwerden des Patienten tretende Begleitwirkungen auf, so ist mit einem Behandlungserfolg durch die Neuroleptanxiolyse nicht zu rechnen und auf ein anderes Behandlungsverfahren umzustellen. Dies gilt insbesondere auch für die extrapyramidalen Begleitwirkungen. Treten Dyskinesien, Parkinsonoid oder Akathisie unter niedrig dosierter Neuroleptikaanwendung auf, so sollte die Behandlung unverzüglich beendet werden.

Ist nach meist 4- bis 6wöchiger Behandlungszeit ein Behandlungserfolg zu verzeichnen, so kann der Effekt auch dann erhalten werden, wenn das Injektionsintervall z.B. beim Fluspirilen von wöchentlicher Applikation auf 2wöchentliche Applikation ausgedehnt wird.

Die adäquat durchgeführte neuroleptanxiolytische Behandlung ist im Regelfall gut verträglich, nur in Ausnahmefällen sind stärkere Nebenwirkungen, besonders in Form von extrapyramidal-motorischen Störungen zu beobachten. Die Gefahr der Ausbildung von späten Hyperkinesen sollte beachtet, aber nicht überschätzt werden. Bei geringsten Anzeichen von späten extrapyramidalen Hyperkinesen sollte die Behandlung allerdings unverzüglich beendet werden.

Wie bei der Benzodiazepin-Tranquilizerbehandlung auch, sollten die günstigen Behandlungsergebnisse der Neuroleptanxiolyse nicht dazu führen, von einer eventuell notwendigen psychotherapeutischen Behandlung abzusehen und den Patienten in seinem pathogenen Spannungsfeld zu belassen. Zumindest wird bei den meisten Patienten eine empathische, auf Abbau von Konfliktsituationen gerichtete hausärztliche Führung notwendig sein.

Weitere Alternativen zu den Benzodiazepin-Tranquilizern

Betarezeptorenblocker

Auch wenn sich die Erwartung, Psychosen günstig mit Betarezeptorenblockern beeinflussen zu können, nicht bestätigte, so kann diese Pharmakagruppe dennoch nutzbringend bei Angstzuständen eingesetzt werden. Betablocker eignen sich besonders zur Minderung situationsbedingter Angstzustände. Sprechängste, Prüfungsängste, Flugangst und Lampenfieber können durch Unterdrückung der angstbedingten vegetativen Reaktionen gemildert werden. Ob lipophile hirngängige, nicht kardioselektive Betablocker auch eine zentrale Angstunterdrückung bewirken, läßt sich aufgrund der vorliegenden klinischen Studien bisher nicht sicher sagen. Die Dosierung der Betablocker in psychiatrischer Indikation ist deutlich niedriger als bei ihrer Anwendung in internistischer Indikation. Soll eine situationsbedingte Angst therapeutisch beeinflußt werden, so ist es ratsam, ca. 2 Stunden vor dem angstprovozierenden Ereignis den Betablocker einzunehmen. Längere Erfahrungen in der Psychiatrie liegen vor allem mit dem mäßig lipophilen Visken® (Pindolol), dem lipophilen Dociton® (Propranolol) und dem Trasicor® (Oxprenolol) vor. Es können z. B. einmalig 10–40 mg Dociton® verordnet werden.

Bei länger bestehenden Belastungssituationen ist die Gabe von 80 mg Dociton® pro Tag sinnvoll. Werden Betarezeptorenblocker längerfristig verordnet, so muß auf jeden Fall die Dosis langsam reduziert und dann ausgeschlichen werden, um Reboundeffekte zu vermeiden und Rhythmusstörungen und – bei vorgeschädigten Patienten – pektanginöse Beschwerden zu verhindern. Keinesfalls sollen Betarezeptorenblocker in psychiatrischer Indikation bei dekompensierter Herzinsuffizienz, Reizleitungsstörungen, schweren Atemwegserkrankungen und diabetischer Stoffwechselstörung angewandt werden.

Treten unter Betarezeptorenblockeranwendung Schlafstörungen, Alpträume oder depressive Verstimmungszustände auf, so sollte die Behandlung nicht fortgesetzt werden.

Antidepressiva

Erfolgreich wurden in den letzten Jahren auch niedrig dosierte Antidepressiva in Tranquilizerindikation angewandt. Positive Erfahrungen liegen mit Thombran® (Trazodon), Tolvin® (Mianserin), Aponal® (Doxepin), Stangyl® (Trimipramin) und Ludiomil® (Maprotilin) vor. Die Präparate wurden zum Teil von der Industrie entsprechend dieser Indikationsstellung konfektioniert. Bewährt hat sich z. B. die Gabe von 1 Thombran® Tabs. (100 mg Trazodon pro Tag), wobei am Morgen ¼, am Mittag ¼ und am Abend ½ Tbl. eingenommen werden sollte. Erfolgreich wird diese Behandlung vor allen Dingen bei Patienten sein, die an depressiven Angstsyndromen leiden. In dieser Indikation sollten besonders die neueren, nichttrizyklischen Antidepressiva angewandt werden, da sie im Regelfall verträglicher sind.

Bespar® (Buspiron)

Der Stellenwert einer anxiolytischen Behandlung mit Bespar® (Buspiron) ist derzeit noch nicht ausreichend abzuschätzen. Seine Tranquilizerwirkung wird in der Beeinflussung der dopaminergen und serotoninergen Neurotransmission gesehen. Benzodiazepin-Rezeptoren werden durch diese Substanz nicht besetzt, das GABAerge System wird nicht beeinflußt. Ein angstlösender entspannender Effekt setzt erst nach mehrtägiger Behandlung ein. Nicht alle Patienten profitieren von einer entsprechenden Behandlung. Differentialindikationen zur Buspironanwendung liegen bisher nicht vor. Bespar® wird in einer Dosierung von 15–30 mg tgl. (3×5 bis 3×10 mg tgl.) verabreicht.

Innere Unruhe, Oberbauchbeschwerden und Schwindel sowie Schlafstörungen sind als Begleitwirkungen beobachtet worden.

Neuronika®, Kavaform® (D,L-Kavain)

Die psychotrope tranquilisierende Wirkung der aus dem Kavastrauch gewonnenen Kavapyrone ist schon seit Jahrhunderten bekannt, aber erst nach synthetischer Herstellung des D,L-Kavains wurde diese Substanz systematisch untersucht. In zahlreichen klinischen Studien konnte die angstlösende und affektiv entspannende Wirksamkeit von D,L-Kavain nachgewiesen werden. Die Wirkung setzt nicht unverzüglich nach Einnahme ein. Nach 1- bis 2wöchiger Behandlung läßt sich ggf. ein deutlicher therapeutischer Effekt nachweisen. Die Tagesdosis sollte in der Regel 400 mg D,L-Kavain, verteilt auf 2 Einzelgaben, betragen. Variationen zwischen 200 und 600 mg D,L-Kavain, entsprechend $1–3 \times$ tgl. 1 Kaps. Neuronika® oder 4 bis 12 Kapseln Kavaform® N tgl., sind möglich. Die Substanz sollte unzerkaut mit ausreichend Flüssigkeit zu den Mahlzeiten verabreicht werden. Mit Nebenwirkungen ist nur in Ausnahmefällen zu rechnen. Unruhe, Herzklopfen, Unkonzentriertheit, Bewegungs- und Rededrang, Müdigkeit, Schlafstörungen, Schwindelgefühl, leichte Kopfschmerzen, Mundtrockenheit, verminderter Appetit sind in Einzelfällen beschrieben worden. Die bisherigen Untersuchungen des seit 1976 in der Bundesrepublik im Handel befindlichen Neuronika®

lieferten keine Anhaltspunkte für eine Tendenz zur Dosissteigerung oder für eine Abhängigkeitsentwicklung. Dennoch sollte, wie auch bei den anderen Tranquilizern, ein begrenzter Behandlungszeitraum angestrebt werden. Notwendige psychotherapeutische und soziotherapeutische Maßnahmen dürfen nicht verspätet angewandt werden (s. Kapitel pflanzliche Psychopharmaka, S. 181 ff.).

Distraneurin® (Clomethiazol)

Da die Substanz in der Behandlung des Delirium tremens eine ausschlaggebende Rolle spielt, soll sie gesondert dargestellt werden. Sie hat keine antipsychotischen Eigenschaften, sie ist am ehesten den Schlafmitteln zuzuordnen. In der Bundesrepublik wurde sie 1963 in die Therapie eingeführt. Seitdem hat sich die Letalität des Alkoholdelirs, die vorher maximal bei 20% der Fälle lag, auf unter 1% senken lassen.

Gelegentlich wird es auch als Schlaf- und Beruhigungsmittel in der Gerontopsychiatrie bei psychomotorisch unruhigen Patienten angewandt. Eine Dauertherapie sollte jedoch mit dieser Substanz bei dieser Indikation nicht durchgeführt werden.

Distraneurin® liegt in Kaps. zu 0,192 g, in Tabletten zu 0,5 g und in Form einer Mixtur (5%ige Lösung) vor, außerdem in 0,8%iger Lösung zur i.v. Injektion und i.v. Infusion. Das Präparat kann nicht intramuskulär injiziert werden, da die Lösung nicht gewebsverträglich ist. Die Tabletten und Kapseln sind trotz des verschiedenen Wirkstoffgehaltes quantitativ wirkungsgleich. Bei prädeliranten Zuständen kommt man häufig mit der oralen Medikation (4–8 Kapseln bzw. Tabletten täglich) aus. Sind die Symptome des Delirium tremens ausgeprägter, besteht eine erhebliche psychomotorische Unruhe, so muß zunächst zur Herbeiführung einer initialen Sedierung i.v. injiziert werden (50–100 ml). Die orale Höchstdosis kann 14–16 Kaps. bzw. Tabl. betragen. Von der Mixtur können über den Tag verteilt maximal 70–80 ml (verdünnt) verabreicht werden. Im Initialstadium einer intravenösen Dauertropftherapie kann es notwendig werden, in 24 Stunden 2000 ml der 0,8%igen Distraneurin-Lösung zu infundieren. Dabei ist darauf zu achten, daß die Patienten nicht in einen Tiefschlaf oder in Narkose versetzt werden. Eine Überdosierung von Distraneurin® kann zu Atmungsdepressionen und hypotonen Reaktionen führen. Gelegentlich ist auch über Fälle von Bolus-Tod nach der Aspiration von erbrochenem Mageninhalt berichtet worden. Trotz der günstigen Prognose des Alkoholdelirs stellt die parenterale Therapie mit Distraneurin®-Infusionen eine differente Maßnahme dar, die ständiger pflegerischer und ärztlicher Kontrolle unter den Bedingungen einer Intensivstation bedarf.

Bei oraler Einnahme können Magenbeschwerden auftreten, bei parenteraler Applikation kommt es gelegentlich zu Nies- und Hustenanfällen. Da Distraneurin® von Alkoholkranken statt des Alkohols als abhängigkeitserhaltendes Mittel eingenommen werden kann, ist jede über das Abklingen der deliranten Erscheinungen hinaus fortgesetzte Distraneurin®-Behandlung kontraindiziert.

Tabelle 9 Tranquilizer (Ataraktika) vom Benzodiazepin-Typ

Firmen-bezeichnung	Adumbran®/forte Praxiten®/forte Azutranquil® Constatonin® Noctazepam® Oxa-Puren® Oxazepam 10 mg Oxazepam 10 Riker® Oxazepam 10 Stada® Oxazepam ratiopharm® Oxazepam retard ratiopharm® Sigacalm®-forte Uskan® 10/20	Dalmadorm® Staurodorm® Neu Flurazepam Riker® 15–30	Demetrin® Mono Demetrin®
Chemische Bezeichnung	Oxazepam	Flurazepam	Prazepam
Indikations-schwerpunkte	innere Unruhe, Spannungs- und Erregungszustände, Angst, vegetative Irritationen, vor allem mit affektiver Begleit-symptomatik, Ein- und Durch-schlafstörungen	vor allem Ein- und Durchschlaf-störungen	innere Unruhe, Angst- und Spannungs-zustände, Reizbarkeit, vegetative Irritationen mit affektiver Begleit-symptomatik, Schlafstörungen
Tagesdosie-rung in der Klinik u. ambu-lant in mg	10–60	30–60	5–30
Mögliche Begleit-wirkungen	Müdigkeit, Muskelschwäche, Schwindel, Beein-trächtigung des Reaktionsvermö-gens, Appetit-steigerungen, Verstärkung der Wirkungen von Schlafmitteln und Alkohol	Müdigkeit, Benommen-heit, Schwindel, Trockenheit und bitterer Geschmack im Mund. Selten Pruritus, Exantheme	wie Dalmadorm®

Tabelle 9   (Fortsetzung)

Firmen-bezeichnung	Diazepam Desitin® rectal tube Diazemuls® Diazepam 5 und 10 Stada® Diazepam Weimer Diazepam Lipuro® Diazepam ratiopharm® Diazepam Woelm® 2/5/10 duradiazepam® 2/5/10 Faustan® Lamra® 10 mg Stesolid® Tranquase® 5/10 Tiromne® Valium®	Dormicum®	Dormo-Puren® Eatan® N imeson® Mogadan® Novanox® Radedorm®
Chemische Bezeichnung	Diazepam	Midazolam	Nitrazepam
Indikations-schwerpunkte	wie Demetrin®, zusätzlich delirante Verwirrtheit (auch Delirium tremens), Status epilepticus, bedrohliche Entzugserscheinungen bei Drogenabhängigkeit	Prämedikation bei der chirurgischen und diagnostischen Narkoseeinleitung, Notfallbehandlung bei Status epilepticus	vor allem Ein- und Durchschlafstörungen
Tagesdosierung in der Klinik u. ambulant in mg	2–60 i. m. u. i. v. Injektion mit Valium® ist möglich	3,5–7 i. m.	5–20
Mögliche Begleitwirkungen	Müdigkeit, Schläfrigkeit, Beeinträchtigung des Reaktionsvermögens und der Verkehrstüchtigkeit, Verstärkung der Alkohol- und Schlafmittelwirkung, Muskelerschlaffung, Abhängigkeit, Störungen des Geschmacksempfindens, Kopfschmerzen	Allergien, Gangunsicherheit, Müdigkeit, Schwindel, Benommenheit, Kopfschmerzen, Verwirrtheit, Artikulationsstörungen, Erregungszustände, anterograde Amnesie, Depressivität, Abhängigkeit, Doppelbilder, Hypotonie, Atmungsdepression	ähnlich wie Valium® (Diazepam)

Tabelle 9 (Fortsetzung)

Firmenbezeichnung	Frisium®	Halcion®	Lendormin®
Chemische Bezeichnung	Clobazam	Triazolam	Brotizolam
Indikationsschwerpunkte	innere Unruhe, Angst- und Spannungszustände, Reizbarkeit, vegetative Reizsyndrome mit affektiver Begleitsymptomatik	vor allem Ein- und Durchschlafstörungen	Ein- und Durchschlafstörungen
Tagesdosierung in der Klinik u. ambulant in mg	10−30	0,25−0,5	0,25
Mögliche Begleitwirkungen	Müdigkeit, Schläfrigkeit, Beeinträchtigung des Reaktionsvermögens und der Verkehrstüchtigkeit, Verstärkung der Alkoholwirkung, Muskelerschlaffung, Abhängigkeit. Selten Mundtrockenheit, Obstipation, Appetitminderung	Müdigkeit, Benommenheit, Magen-Darm-Beschwerden, Schwindel, Koordinationsstörungen, Geschmacksbeeinträchtigungen	ähnlich wie Valium® (Diazepam)

Tabelle 9 (Fortsetzung)

Firmen-bezeichnung	Lexotanil® 6 Bromazanil® durazanil® 6 Gityl 6® neo-OPT® Normoc®	Librium® Multum® Radepur®	Noctamid®-1 Ergocalm® Loretam Repocal Lormeta®
Chemische Bezeichnung	Bromazepam	Chlordiazepoxid	Lormetazepam
Indikations-schwerpunkte	innere Unruhe, Angst- und Spannungszu-stände, vegeta-tive Reizsyndrome mit affektiver Begeleitsympto-matik, Ein- und Durchschlaf-störungen	wie Lexotanil	vor allem Ein- und Durch-schlafstörungen
Tagesdosie-rung in der Klinik u. ambu-lant in mg	1,5 – 6	10 – 60	0,5 – 2
Mögliche Begleit-wirkungen	Müdigkeit, Schläfrigkeit, Beeinträchtigung des Reaktions-vermögens und der Verkehrs-tüchtigkeit, Verstärkung der Alkohol-wirkung, Muskel-erschlaffung, Abhängigkeit	wie Valium® (Diazepam)	Müdigkeit, Schläfrigkeit, Benommenheit, Kopfschmerzen, Bewegungs-unsicherheit, Schwindel, Reaktionsbeein-trächtigung, Verstärkung der Alkohol- und Schlaf-mittelwirkung

Tabelle 9 (Fortsetzung)

Firmen-bezeichnung	Planum® Neodorm SP® Norkotral® Remestan® Temazepam ratiopharm	Rivotril®	Rohypnol® Fluninoc® Fluni OPT® Flunitrazepam ratiopharm®
Chemische Bezeichnung	Temazepam	Clonazepam	Flunitrazepam
Indikations-schwerpunkte	vor allem Ein- und Durch-schlafstörungen	Epilepsie im Säuglings- und Kindesalter (Petit-mal-Epilep-sien, große tonisch-klonische Anfälle). Epilep-sien des Erwach-senenalters, vor allem mit fokalen Anfällen, Status epilepticus	vor allem Ein- und Durch-schlafstörungen. In der Anästhe-siologie parente-rale Prämedika-tion zur Narkose-einleitung
Tagesdosie-rung in der Klinik u. ambu-lant in mg	10–60	Säuglinge: 0,5–1 Kleinkinder: 1,5–3 Schulkinder: 3–6 Erwachsene: 4–8 i. v. Injektion: bei Säuglingen und Kindern 0,5, bei Erwachsenen 1,0. Die Injektionen können mehrmals wiederholt wer-den. Intramusku-läre Injektion ist möglich	1–2 per os Zur Narkose-einleitung 1–2 parenteral
Mögliche Begleit-wirkungen	Müdigkeit, Schläfrigkeit, Beeinträchtigung des Reaktions-vermögens, Benommenheit, Schwindel, Kopfschmerzen, Bewegungs-unsicherheit	Müdigkeit, Schläfrigkeit, Muskelerschlaf-fung, Koordina-tionsstörungen, bei Kindern ver-mehrter Speichel-fluß, Vermeh-rung des Bron-chialsekrets	Müdigkeit, Schläfrigkeit, Atmungsdepres-sion, Blutdruck-abfall, Beein-trächtigung des Reaktionsver-mögens

Tabelle 9 (Fortsetzung)

Firmen-bezeichnung	Tafil® Cassadan®	Talis®	Tavor® duralozam® Laubeel® 1,0 / 2,5 Pro Dorm® Punktyl® 1,0 / 2,5 Somagerol® 1,0 / 2,5
Chemische Bezeichnung	Alprazolam	Metaclazepam	Lorazepam
Indikations-schwerpunkte	innere Unruhe, Angst- und Spannungs-zustände, Erre-gung, vegetative Reizsyndrome mit affektiver Begleitsympto-matik, Panik-attacken	akute und chronische Angstzustände im Rahmen einer neurotischen Störung	innere Unruhe, Angst- und Spannungs-zustände, Erre-gung, vegetative Reizsyndrome mit affektiver Begleitsympto-matik, Ein- und Durchschlaf-störungen
Tagesdosie-rung in der Klinik u. ambu-lant in mg	3 × 0,25 bis 3 × 0,5 Alprazolam, bis 4 mg Alprazolam tägl.	5 – 15	2 – 10
Mögliche Begleit-wirkungen	Müdigkeit, Konzentrations-störungen, Schwindel, Ver-schwommen-, sehen, Appetit-störungen, Magen-Darm-Beschwerden, Speichelfluß	wie bei Lexotanil® 6 (Bromazepam)	ähnlich wie Valium® (Diazepam)

Tabelle 9 (Fortsetzung)

Firmen-bezeichnung	Tranxilium®	Trecalmo®
Chemische Bezeichnung	Dikaliumchlor-azepat	Clotiazepam
Indikations-schwerpunkte	wie Valium® (Diazepam)	wie Valium® (Diazepam)
Tagesdosie-rung in der Klinik u. ambu-lant in mg	5–30	5–30
Mögliche Begleit-wirkungen	wie Valium® (Diazepam)	Wie Valium (Diazepam). Der in den Tre-calmo-Tabletten enthaltene Farb-stoff Tartrazin kann bei emp-findlichen Patien-ten allergische Reaktionen hervorrufen

Tabelle 10 Tranquilizer (Ataraktika) außerhalb der Benzodiazepin-Gruppe

Firmen-bezeichnung	Atarax®	Bellergal® / retard	Bespar®
Chemische Bezeichnung	Hydroxyzin	0,1 mg Belladonna-Gesamt-alkaloide, 0,3 mg Ergotamintartrat, 20 mg Phenobarbital	Buspiron
Indikations-schwerpunkte	Angst- und Spannungs-zustände, Erregung, Darmspasmen	vegetative Irritationssyndrome im Bereich der Verdauungsorgane und des Herz-Kreislaufsystems, Angst- und Spannungszustände, vegetative Funktionsstörungen bei Hyperthyreose	Angst, innere Unruhe und Spannungs-zustände
Tagesdosierung in der Klinik u. ambulant in mg	30–75	2–6 Drag. Bellergal 1–2 Tabl. Bellergal ret.	15–30
Mögliche Begleitwirkungen	Müdigkeit, Mundtrocken-heit, selten epileptische Krampfanfälle	Mundtrockenheit, Verringerung der Schweißsekretion, Hautrötung, Akkommodationsstörungen, Tachykardie, Miktionsbeschwerden, Müdigkeit, Schläfrigkeit, Beeinträchtigung der Reaktionsfähigkeit, Glaukomauslösung	Magenbeschwerden, Übelkeit, Durchfall, Kopfschmerzen, Schwindelgefühl, Nervosität, Erregung, Schlaflosigkeit, Benommenheit, Schwächegefühl, Gynäkomastie, Dyskinesien und Akathisien

Tabelle 10   (Fortsetzung)

Firmen-bezeichnung	Neuronika® Kavaform® N	Visano N® / -mini
Chemische Bezeichnung	D,L-Kavain	Visano® N 200 mg Mepro-bamat, Visano®-mini: 100 mg Meprobamat
Indikations-schwerpunkte	Angst- und Spannungs-zustände, Antriebsarmut, Dysphorie, Konzentrations- und Leistungs-schwäche	Angst- und Spannungs-zustände, Erregung, Ein- und Durchschlaf-störungen, vege-tative Reizsym-ptome mit affektiver Begleit-symptomatik
Tagesdosie-rung in der Klinik u. ambu-lant in mg	200–600	Visano 8: 2–6 Drag. Visano®-mini: 1–3 Drag.
Mögliche Begleit-wirkungen	In Einzelfällen Unruhe, Herz-klopfen, Unkon-zentriertheit, Bewegungs- und Rededrang, Müdigkeit, Schlafstörungen, Schwindelgefühl, leichte Kopf-schmerzen, Mund-trockenheit, ver-minderter Appetit, gastrointestinale Symptome wie Übelkeit, Magen-beschwerden und Diarrhoe	Müdigkeit, Miktionsstörun-gen, Mund-trockenheit, orthostatische Dysregulation, Exantheme, selten Agranulo-zytose, Abhän-gigkeit

Tabelle 11 Neuroleptanxiolytika

Firmen-bezeichnung	Dapotum® D minor	Dominal®	Fluanxol® 0,5
Chemische Bezeichnung	Fluphenazin-decanoat	Prothipendyl HCl	Flupentixol
Indikations-schwerpunkte	Angst- und Spannungszu-stände, psycho-somatische Beschwerden	Neurovegetative Regulationsstö-rungen, psycho-motorische Unruhe und Ver-wirrtheit, Einschlaf-störung, Unruhe und Erregungs-zustände	Angst und depressiv getönte Verstimmungs-zustände
Dosierung in der Klinik u. ambulant in mg	1 ml = 2,5 mg alle 2 Wochen i.m.	2–4 × 8–16 Tr. tgl.	1–2 mg tgl.
Mögliche Begleit-wirkungen	Gewichtszu-nahme, Müdig-keit, extrapyra-midale Begleit-wirkungen, Körpertempera-turregulations-störungen, Hypotonie, para-lytischer Ileus, Lupus erythema-todes-Syndrom, s. S. 49 ff.	wie Dapotum® D minor	wie Dapotum® D minor

Tabelle 11 (Fortsetzung)

Firmen-bezeichnung	Imap® 1,5	Jatroneural® retard	Melleretten®
Chemische Bezeichnung	Fluspirilen	Trifluoperazin	Thioridazin
Indikations-schwerpunkte	Angst- und Spannungszu-stände, psycho-somatische Beschwerden	Angst- und Spannungszu-stände mit ihren somatischen Auswirkungen, Adjuvans der Psychotherapie	Verhaltens-störungen bei Kindern, nervöse neuropathische Kinder, psycho-vegetative Störungen mit Angst, Span-nung oder Verstimmung
Dosierung in der Klinik u. ambulant in mg	0,75 ml = 1,5 mg 1 × wöchentlich i. m.	2 × tgl. 2 mg bis 5 mg	10 – 30
Mögliche Begleit-wirkungen	wie Dapotum® D minor, sehr selten extrapyra-midale Begleit-wirkungen	wie Dapotum® D minor	anticholinerge Begleitwirkung, selten extrapyra-midale Begleit-wirkungen

Firmen-bezeichnung	Orap® 1 mg
Chemische Bezeichnung	Pimozid
Indikations-schwerpunkte	Angst- und Spannungs-zustände
Dosierung in der Klinik u. ambulant in mg	1 mg tgl.
Mögliche Begleit-wirkungen	wie Imap®

Psychotonika
(Psychostimulantien, Energetika)

Eines der ältesten Psychotonika ist Koffein. Unter psychiatrischen und allgemeinmedizinischen Gesichtspunkten ist die Gruppe der Psychotonika, zu denen auch das schnell körperlich abhängig machende Kokain gehört, therapeutisch von relativ geringer Bedeutung.

Folgende Präparate stehen zur Verfügung:

* Ritalin®   (Methylphenidat)
* Captagon®   (Fenetyllin)
* Katovit® N   (Prolitan-HCl)
* Helfergin®   (Centrophenoxin)

Der sogenannte Appetitzügler Ritalin® muß als gefährliches Präparat bezeichnet werden, das zur Abhängigkeit führen kann. Es kann wie die Weckamine toxische Psychosen hervorrufen. Von seiner Anwendung bei Abmagerungskuren ist strikt abzuraten. Auch Captagon® (Fenetyllin) kann Abhängigkeit hervorrufen. Die Mobilisierung von vermehrter Konzentration und Aufmerksamkeit, das Verschwinden von Müdigkeitsgefühlen geschieht zu Lasten der Reserven des Organismus, die Gesamtsumme der Leistungsfähigkeit wird nicht erhöht, bei wiederholter Anwendung resultiert letztlich verstärkte Erschöpfung. Katovit® N ist ein relativ schwaches zentrales Stimulans, es kann in postinfektiösen Erschöpfungsphasen eine günstige belebende Wirksamkeit haben. Eine Anwendungszeit über 3–4 Wochen hinaus ist nicht zu empfehlen.

Helfergin® (Centrophenoxin) ist indiziert bei Erschöpfungszuständen und milderen gehemmten Depressionen. Um eine Schlafstörung zu vermeiden, empfiehlt sich die Anwendung vormittags. Die Tagesdosen liegen zwischen 200–800 mg. Centrophenoxin ist mit synthetischen Pflanzenwuchsstoffen (Auxinen) verwandt. Bei organischen zerebralen Störungen wird die Vigilität günstig beeinflußt. Die Toxizität ist gering. Gewöhnung bzw. Abhängigkeit ist nicht beobachtet worden.

Nootropika

Nootropika werden vor allem in der geriatrischen Therapie bei organischen Psychosyndromen eingesetzt. Die Aussicht auf Erfolg bei einer solchen Therapie hängt stark von dem Krankheitsstadium ab, in dem die Behandlung begonnen wird. Ziel der Einwirkung mit derartigen Substanzen ist die Verbesserung der Hirndurchblutung bzw. die Förderung des Stoffwechsels der Hirnzelle. Dieser Stoffwechsel soll hinsichtlich des Sauerstoffverbrauchs ökonomisiert, die Glukoseausnutzung soll verbessert werden. Ein pathologischer zellulärer Calcium-Stoffwechsel und Transmitterhaushalt sollen normalisiert werden.

Die einschlägigen Präparate sind chemisch uneinheitlich (Tab. **12**), die Wirkungsweisen verschieden, teilweise auch noch nicht aufgeklärt. Gerontopsychiatrische Leistungsuntersuchungen haben die Objektivierung der Wirkungen auf Konzentration, Vigilanz, Merkfähigkeit und affektive Steuerung vorangetrieben.

Untersuchungen an Ratten haben ergeben, daß Piracetam die pathologisch reduzierte Stoffwechselaktivität der Hirnrindenzelle vergrößert. Die Einbaurate von radioaktiv markiertem Phosphat vor allem in ATP, Phospholipide und Ribonucleinsäure wird unter Piracetam erhöht. Gleichzeitig wird die herabgesetzte Glukoseverwertung gesteigert.

Die in der senilen Hirnzelle herabgesetzte Proteinsynthese wird im Tierversuch gesteigert. Diese Wirkung von Piracetam läßt sich im Tierversuch an der Änderung des Verhältnisses der Polysomen zu den Ribosomen nachweisen. Die Polysomen sind Zellorganellen, in denen die Proteinsynthese erfolgt, bei einer Verminderung der Proteinsynthese werden die Polysomen zu Ribosomen umgewandelt. Die Förderung der Proteinsynthese läßt sich anhand der Erhöhung des Polysomenanteils gegenüber dem Ribosomenanteil in der Zelle messen. Je höher der Quotient Polysomen : Ribosomen ist, um so größer ist die Proteinsynthese-Aktivität der Hirnzelle. Piracetam erhöht den durch Zellalterung erniedrigten Quotienten im Tierversuch deutlich.

Piracetam hemmt glutamaterge Funktionen im ZNS, es steigert die cholinergen, noradrenergen, dopaminergen und serotoninergen Aktivitäten im Gehirn. Die beeinträchtigte Hirndurchblutung wird verbessert, die Thrombenbildung wird durch Thrombozytenhemmung, durch Herabsetzung der Aggregationsfähigkeit der Erythrozyten und durch eine

Vermehrung der intraluminalen Formanpassung der Erythrozyten in den Arteriolen herabgesetzt.

Pyritinol (Encephabol®) fördert den Glukosetransport durch die Blut-Hirn-Schranke, im Großhirn läßt sich unter Pyritinol vermehrt Glukose nachweisen. Im geringeren Maße gilt dies auch für die anderen Hirnregionen. Der verstärkte Einbau von radioaktiv markierten Kohlenstoffatomen des Glukosemoleküls in die zerebrale Lipidfraktion ist als Hinweis auf die durch Pyritinol hervorgerufene Steigerung synthetischer bzw. anaboler Stoffwechselvorgänge im Gehirn angesehen worden. Beim Menschen wurde ein Anstieg des Glukoseverbrauchs und der Glukoseoxidation im Hirngewebe unter Pyritinol-Einwirkung festgestellt. Die zerebrale Durchblutung wird durch Pyritinol verbessert, die Blutfließfähigkeit gefördert.

Durch die Gabe von Calciumantagonisten wie Nimotop® (Nimodipin) und Cerpar®, Cinnacet® und Stutgeron® (Cinnarizin) hofft man den beim Untergang von Neuronen beobachteten exzessiv erhöhten intrazellulären Calciumstoffwechsel zu normalisieren. Die bei massiver Störung des zentralen Energiestoffwechsel auftretende Glutamatfreisetzung und die damit verbundene Wirkung auf die NMDA-Rezeptoren kann möglicherweise mit NMDA-Antagonisten wie Akatinol® (Memantin) therapeutisch beeinflußt werden. Aggressive Oxidationsprodukte, die beim Zelluntergang entstehen und neurotoxisch wirken, werden möglicherweise durch MAO-B-Hemmer wie Movergan®, Deprenyl, vielleicht auch durch MAO-A-Hemmer wie Aurorix® (Moclobemid) neutralisiert.

Tabelle 12 Nootropika

Firmen-bezeichnung	Actovegin®/forte/ pro injectione/ pro infusione Actihaemyl®	Angiopac® Cetal® parenteral/ retard Equipur® retard Esberidin® Vincamin-ratio-pharm®/retard. Vincapront® Vinca-Tablinen® retard	Complamin® Retard Xantinol-nicotinat-ratiopharm 500 Retard®
Chemische Bezeichnung	deproteinisiertes Hämoderivat aus Kälberblut	Vincamin	Xantinol-nicotinat
Indikations-schwerpunkte	organische Psychosyndrome, Zustand nach ischämischem Insult, im übrigen auch periphere Durchblutungs-störungen bei Angiopathien, Ulcus cruris	gefäßabhängige Durchblutungs-störungen des Gehirns, innenohr-bedingte Schwin-delanfälle, Netz-hautdurchblu-tungsstörungen	hirnorganisches Psychosyndrom infolge von zerebralen Durchblutungs- und Stoffwech-selstörungen, Zustand nach ischämischem Insult, Durch-blutungs-störungen des Auges und des Innen-ohres, Hörsturz, Menièresche Krankheit
Tagesdosie-rung in der Klinik u. ambu-lant in mg	3 × 2 Drag. 5 – 20 ml zur i. v. Injektion, Dauertherapie tgl. 5 ml i. v. zur i. v. Infusion tgl. 250 ml	2 – 3 Retard-Tbl.; i. m. (nicht i. v.) Injektion ist möglich	3 × 1 – 3 × 2 Tbl.
Mögliche Begleit-wirkungen	Allergie, anaphy-laktische Reaktio-nen (niedrig dosierte Probe-infusion ratsam)	Hautrötungen, Magen-Darm-Beschwerden	Hautrötungen, Wärmegefühl, Flush

Tabelle 12   (Fortsetzung)

Firmen-bezeichnung	Encephabol®	Hydergin®/forte Nehydrin® Circanol® Dacoren® DCCK® Defluina® N DH-Tox-Tablinen® Ergodesit® Ergoplus® Hydro-Cerebral-ratiopharm® Novofluen® Orphol® Sponsin®	Normabrain® Avigilen® Cerebroforte® Cerebrosteril® Cerepar® Cuxabrain® durapitrop® Encetrop® Memo-Puren® Nootrop® Novocetam® Piracebral® Piracetam Heumann® Piracetam Verla® Pirazetam-ratiopharm®
Chemische Bezeichnung	Pyritinol	Hydergin: 0,33 mg Dihydroergocornin, 0,33 mg Dihydroergocristin, 0,22 mg Dihydro-Alpha-Ergokryptin, 0,11 mg Dihydro-Beta-Ergokryptin Nehydrin: Dihydroergocristin	Piracetam
Indikations-schwerpunkte	hirnorganisches Psychosyndrom infolge Stoff-wechsel- und Durchblutungs-störungen des des Gehirns, posttraumatische Hirnleistungs-schwäche, Zustand nach apoplek-tischem Insult	zerebrovaskuläre Insuffizienz, Kopfschmerzen, Schwindel, periphere Durchblutungs-störungen	Hirnleistungs-schwäche bei zerebralen Durchblutungs- und Stoffwech-selstörungen, zerebrale Arteriosklerose, Zustand nach Schädel-Hirn-trauma alkohol-bedingte zere-brale Ausfalls-erscheinungen, Zustand nach apoplektischen Insulten

Tabelle 12 (Fortsetzung)

Tagesdosie-rung in der Klinik u. ambu-lant in mg	3–6 Drag. bzw. 3–6 Teel. Encephabol-Saft bzw. 3 Drag. Encephabol forte. Zur i. v. Infusion 1–5 Amp.	Hydergin-Tropfen 60–120 Tr., Hydergin forte-Tropfen 40–60 Tr., Hydergin forte-Tbl. 2–3 Tbl.; i.m. 0,3–0,6 mg. Nehydrin 3 Drag. bzw. 60 Tr.; i.m. 2-4 Amp.	3×800–3×1600 mg per os, 3×3 ml Norma-brain liquidum, i. v. 3–12 g
Mögliche Begleit-wirkungen	Exantheme, Pruritus, Antriebs-steigerung bei erethischen Kindern, Schlaf-störungen bei abendlicher Verabreichung	Hypotonie	selten psycho-motorische Er-regung, Aggres-sivität, Libido-steigerung

Tabelle 12 (Fortsetzung)

Firmen-bezeichnung	Nimotop®	Sermion® Circo-Maren® duracebrol® ergobel® Memoq® Nicergolin-ratiopharm® Nicerium®	Stutgeron® forte Cinnacet® Cinnarizin forte R. A. N. Cinnarizin forte-ratiopharm Cinnarizin Siegfried®
Chemische Bezeichnung	Nimodipin	Nicergolin	Cinnarizin
Indikations-schwerpunkte	Hirnorganisch bedingte Leistungsstörung im Alter mit deutlichen Beschwerden wie Gedächtnis-, Antriebs-, Konzentrationsstörungen sowie Stimmungslabilität	Zerebro-vaskuläre Erkrankungen, Zustand nach ischämischen Insult, vaskuläre Kopfschmerzen zerebrale Arteriosklerose mit Konzentrationsschwäche, Merk- und mnestische Störungen, Gefäßstörungen des Auges und des Innenohres	periphere und zerebrale Durchblutungsstörungen
Tagesdosierung in der Klinik u. ambulant in mg	3 × 1 Filmtbl.	3–6 Drag. i. m. Injektion: 4–8 mg i. v. Infusion 4–8 mg Tropflösung 60–120 Tr.	1–2 Kpsl. bzw. Tbl.
Mögliche Begleitwirkungen	Tachykardie, Schwindel, Schwächegefühl, Schlaflosigkeit, selten Unruhe und Erregung, depressive Verstimmungszustände	Schwindel, Blutdrucksenkung, Müdigkeit und Schläfrigkeit, Magenbeschwerden, Hitzegefühl, Hautrötung	Schwitzen, Müdigkeit, Schwindel, extrpyramidal-motorische Störungen, Mundtrockenheit, gastrointestinale Beschwerden, allergische Reaktionen

Tabelle 12 (Fortsetzung)

Firmen-bezeichnung	Tradon® Senior®
Chemische Bezeichnung	Pemolin
Indikations-schwerpunkte	mnestische Störungen, Antriebsstörungen, vorzeizeitige Erschöpfbarkeit, Konzentrationsherabsetzung, Ermüdungs- und Versagenszustände, verzögerte Erholung nach Traumen, Operationen und Erkrankungen
Tagesdosierung in der Klinik u. ambulant in mg	Erwachsene: 30 mg, Jugendliche: 20 mg. Letzte Gabe gegen 14 Uhr, um Schlafstörungen zu vermeiden
Mögliche Begleit-wirkungen	Schlafstörungen, innere Unruhe

Antiparkinsonmittel

Extrapyramidale Begleitsymptome gehören zu den häufigsten und störendsten Nebenwirkungen neuroleptischer Substanzen. Es gelingt in vielen Fällen nicht, durch einen Wechsel des Neuroleptikums oder durch Dosisherabsetzung die extrapyramidalen Erscheinungen zu kompensieren. Unter diesen Gesichtspunkten ist die Anwendung von Antiparkinsonmitteln bei paroxysmalen Dyskinesien („Zungen-Schlund-Syndrom") und bei parkinsonistischen Erscheinungen unter der Neurolepsie unvermeidlich. Für diesen Zweck kommen dopaminerge Antiparkinsonmittel wie Levodopa (Handelspräparate L-Dopa-ratiopharm® Levodopa-Woelm®) nicht in Frage. Levodopa wird durch Decarboxylase zu der die Blut-Hirn-Schranke nicht durchdringenden Transmittersubstanz Dopamin abgebaut. Durch den Zusatz von decarboxylasehemmenden Substanzen (Benserazid, Carbidopa) werden Wirksamkeit und Verträglichkeit von Levodopa erhöht (Handelspräparate Madopar® bzw. Nacom®). Auch diese Präparate sollten für die Behandlung neurolepsiebedingter parkinsonistischer bzw. paroxysmaler dyskinetischer Störungen nicht eingesetzt werden (Tab. **13**).

Das gleiche gilt für die Dopamin-Agonisten Bromocriptin (Pravidel®) und Lisurid (Dopergin®) sowie für Amantadin-Präparate (Amantadin-ratiopharm®, PK-Merz®), die die Dopamin-Wirkung verlängern.

Die dopaminergen Antiparkinsonmittel können zur Symptomprovokation bei Schizophrenien führen. Selbst unter neuroleptischer Zusatzbehandlung können produktive schizophrene Phänomene wie Wahn oder Sinnestäuschungen auftreten. Erregungszustände, Verstimmungen und Sinnestäuschungen werden unter der Einwirkung dopaminerger Antiparkinsonmittel gelegentlich auch dann manifest, wenn eine Schizophrenie als psychotisches Grundleiden nicht besteht.

Die anticholinergisch wirksamen Antiparkinsonmittel sind als Präparate der Wahl bei neurolepsiebedingten parkinsonistischen Störungen zu bezeichnen. Ihre Wirkung ist besonders intensiv auf den parkinsonistischen Rigor, Tremor und Hypokinese beeinflussen sie im allgemeinen weniger. Ihre Begleitwirkungen entsprechen weitgehend denen der anticholinergisch wirksamen trizyklischen Thymoleptika (Antidepressiva). Die anticholinergischen Antiparkinsonmittel haben eine leicht euphorisierende Wirkung, die vor allem von Patienten mit einer neuroleptischen

Langzeittherapie und auch gelegentlich von Drogenabhängigen miß-
bräuchlich gesucht wird. Am meisten trifft dies auf das wegen seiner
guten antiparkinsonistischen Wirksamkeit besonders häufig verordnete
Biperiden (Akineton®) zu.

Unter anticholinergischen Antiparkinsonmitteln kann es zu Mundtrockenheit, Miktionsstörungen, Akkommodationsstörungen, Tachykardien, Kopfschmerzen, Schwindel und Gleichgewichtsstörungen kommen. Diese Begleitwirkungen spielen im allgemeinen keine wesentliche
Rolle.

Kontraindikationen für anticholinerge Parkinsonmittel

– Glaukom
– Prostatahypertrophie
– Tachykardie
– Tachy-Arrhythmie
– Megakolon
– Magen-Darm-Stenosen
– schwere Herz-Kreislauf-Störungen (relative Kontraindikation)
– Tasikinese
– späte extrapyramidale Hyperkinesen (Spätdyskinesie)

Nicht indiziert sind bei Behandlung mit anticholinergischen Antiparkinsonmitteln:

– Nichtselektive und irreversible Monoaminoxydase-Hemmer
  wie Tranylcypromin (MAO-Hemmer müssen zwei Wochen vorher
  abgesetzt werden)
– Monoaminoxydase-B-Hemmer: Deprenyl® (Selegilin), Movergan®
– L-Dopa-Präparate (L-Dopa-ratiopharm®, Brocadopa®,
  Levodopa-Woelm®, Madopar®, Nacom®)
– Dopamin-Agonisten wie Bromocriptin (Pravidel®) und Lisurid
  (Dopergin®)

Tabelle 13 Anticholinergisch wirksame Antiparkinsonmittel

Firmen-bezeichnung	Akineton®/retard Biperiden ratiopharm®	Cogentinol®	Sormodren®
Chemische Bezeichnung	Biperiden	Benzatropin	Bornaprin
Indikations-schwerpunkte	neurolepsiebedingte parkinsonistische Phänomene wie Rigor, Hypokinese, extrapyramidaler Tremor, Salbengesicht, Ptyalismus (auch Morbus Parkinson und symptomatische Formen des Parkinsonismus, z.B. bei zerebraler Arteriosklerose)	wie Akineton®	wie Akineton®; Bornaprin hat eine etwas stärkere Wirkung auf den neurolepsiebedingten extrapyramidalen Tremor
Tagesdosierung in der Klinik u. ambulant in mg	2–8 mg 1–4 Tabl. Bei paroxysmaler Dyskinesie („Zungen-Schlund-Syndrom") 5 mg (1 Amp.) i. v., bei Bedarf kann die Injektion wiederholt werden	1–6 mg (½–3 Tbl.)	2–12 mg (½–3 Tbl.)
Mögliche Begleit-wirkungen	Mundtrockenheit, Miktionsbeschwerden, Akkommodationsstörungen (Verschwommensehen), Tachykardie, Kopfschmerzen, Schwindel. Die Abschwächung der antipsychotischen Wirksamkeit von Neuroleptika ist behauptet worden	wie Akineton®	wie Akineton®

Tabelle 13 (Fortsetzung)

Firmen-bezeichnung	Tremarit® Metixen Berlin-Chemie®	Parks® 12 Lyseen-Hommel	Osnervan®
Chemische Bezeichnung	Metixen	Pridinol	Procyclidin
Indikations-schwerpunkte	wie Sormodren®	wie Akineton®	wie Akineton®
Tagesdosie-rung in der Klinik u. ambu-lant in mg	15–60 mg (3–12 Tbl. oder 1–4 Bitabs)	5–15 mg (1–3 Drag.)	2,5–15 mg (½–3 Tbl.) i. v. Injektion (paroxysmale Dyskinesie): 5–10 mg (1–2 ml = ½–1 Amp.)
Mögliche Begleit-wirkungen	wie Akineton®	wie Akineton®	wie Akineton®

Firmen-bezeichnung	Artane®/retard
Chemische Bezeichnung	Trihexyphenidyl
Indikations-schwerpunkte	wie Akineton®
Tagesdosie-rung in der Klinik u. ambu-lant in mg	2–15 mg (1 Tbl. zu 2 mg - 3 Tbl. zu 5 mg oder 3 Retard- Kaps. zu 5 mg)
Mögliche Begleit-wirkungen	wie Akineton®

Psychodysleptika (Psychotomimetika, Halluzinogene, Psychedelika)

Allen hier zu rubrizierenden Substanzen ist gemeinsam, daß sie sogenannte Modellpsychosen hervorrufen können, die manchmal eine gewisse Ähnlichkeit mit Schizophrenien haben. Es kommt zu Halluzinationen, Verfremdungen des Körperschemas, Ich-Störungen, wahnhaften Erlebensweisen und Bewußtseinstrübungen. Die bisherigen Hoffnungen, durch Untersuchungen der psychodysleptisch hervorgerufenen biochemischen Veränderungen im Bereich des Zentralnervensystems der Pathophysiologie der Schizophrenien auf die Spur zu kommen, haben noch nicht zu sicheren Ergebnissen geführt.

Die therapeutisch-medizinische Bedeutung der Psychodysleptika ist sehr gering. Abgesehen von der Kombination psychotherapeutischer Verfahren und der Anwendung von Psychodysleptika in der „psycholytischen Therapie" hat sich keine weitere Behandlungsindikation ergeben. Eine außerordentlich wichtige Rolle spielen Psychodysleptika als Rauschdrogen.

Als Rauschdrogen sind folgende Aufbereitungen bzw. Substanzen zu nennen:

- ❖ Haschisch, Marihuana (wichtigster Wirkstoff Tetrahydrocannabinol)
- ❖ Meskalin
- ❖ Psilocybin
- ❖ Lysergsäurediäthylamid (LSD)

Unter dem Gesichtspunkt der Rauschmittelabhängigkeit sind Haschisch, das aus dem indischen Hanf, Cannabis indica, bereitete Harz, Marihuana, die getrockneten und zerkleinerten Hanfblätter, und LSD die wichtigsten Aufbereitungen bzw. Substanzen. Haschisch und Marihuana sind häufig als Einstiegsdrogen in den Mißbrauch von „härteren" Rauschdrogen, z.B. Opiaten, bezeichnet worden. In vielen Fällen trifft dies offenbar zu. Die angestrebte psychische Wirkung von Haschisch bzw. Marihuana besteht in einer traumhaften Bewußtseinslage mit Veränderungen des Raum- und Zeitempfindens, Sensibilisierung gegenüber optischen und akustischen Eindrücken, z.B. auch Musik, Euphorisierung und Sinnestäuschungen. Dieser Zustand hält üblicherweise einige Stunden an. Danach können depressive Verstimmungen auftreten. Als körperliche Symptome des Haschisch- bzw. Marihuanagenusses treten auf: Tachykardie, Konjunktivitis, Trockenheit und Reizung der Schleimhäute des Mundes und des Rachens sowie Übelkeit.

Es hängt nicht zuletzt auch von der äußeren Umgebung ab, in der sich der Haschisch bzw. Marihuana Gebrauchende befindet, welche Wirksamkeit eintritt (setting). Je häufiger Haschisch genossen wird, um so intensiver werden die psychischen Veränderungen. Als Dauerhaltung kann sich eine passive, träge und unrealistische Lebenseinstellung entwickeln, die völlig zu Unrecht als „Bewußtseinserweiterung" ausgegeben worden ist.

Lysergsäurediäthylamid (LSD) erzeugt psychotische Zustände mit Halluzinationen, Wahneinfällen und Ich-Störungen. Dysphorische, aber auch ängstliche Verstimmungen sind möglich. Auch die LSD-Wirkungen wurden fälschlich als „Bewußtseinserweiterungen" bezeichnet, die toxisch herbeigeführten Sinneseindrücke und Bewußtseinsinhalte sind jedoch intellektuell und ästhetisch unproduktiv. Haschisch und LSD spielen in der Drogensubkultur eine wesentliche Rolle. Es hat sich eine eigene, die reale Umwelt distanzierende Terminologie der meist jugendlichen Drogenkonsumenten herausgebildet.

Meskalin wird aus mexikanischen Kakteen gewonnen. Es wirkt psychopathologisch ähnlich wie Haschisch und LSD. Psilocybin ist ein aus mexikanischen Pilzen gewonnenes Indol-Derivat. Seine psychotoxische Wirkung ähnelt der des LSD.

Die durch Psychodysleptika hervorgerufenen „Modellpsychosen" können durch Neuroleptika neutralisiert werden. Zur Dämpfung von Angst und Erregung eignet sich vor allem Valium®.

Pflanzliche Psychopharmaka

Bereits seit Jahrhunderten werden Phytopharmaka zur Behandlung von psychischen Erkrankungen angewandt. Die beruhigende und affektiv entspannende Wirkung von Hopfen, Kava-Kava, Lavendel, indischer Narde, Passionsblume und virginischem Wolfsfuß sind schon lange bekannt. Die tranquillisierende und schlafanstoßende Wirkung von Baldrian ist erwiesen. Bisher ist nicht ausreichend erforscht, welche Stoffe des Baldrians die im Tierversuch sicher nachweisbare sedierende Wirkung entfalten. Die früher für die psychotropen Effekte verantwortlich gemachten Valepotriate und das ätherische Öl scheinen den Baldrian-Effekt nicht auszulösen. Diese Baldrian-Bestandteile wurden in den letzten Jahren aber als mögliche Mutagene bzw. Kanzerogene diskutiert.

Bei nervöser Unruhe und Einschlafstörungen im Rahmen von Konflikt- und Erschöpfungszuständen können z. B. 1–3 × täglich 2–3 Drag. Baldrian-Phyton® oder 3 × täglich 2–3 Filmtabletten Sedalint® verordnet werden.

Als Sedativa und Anxiolytika können auch Kombinationspräparate aus Baldrian und Hopfen, z. B. Hovaletten® N, (3 × täglich 2–3 Filmtabletten) gegeben werden.

Bei Angst- und Spannungszuständen sowie bei milder Depressivität können auch D,L-Kavain-Präparate (s. Tranquilizer) therapeutisch wirksam sein. Es ist seit langem bekannt, daß die Eingeborenen Polynesiens sich aus dem sog. Rauschpfeffer oder Kava-Kava einen affektiv entspannenden und stimmungsaufhellenden Trank herstellen oder die Kava-Wurzel kauen. Der genaue Wirkungsmodus der Kava-Extrakte ist noch nicht geklärt. Möglicherweise entfalten Kava-Präparate über serotonerge Mechanismen ihren therapeutischen Effekt. Placebokontrollierte Studien haben in den letzten Jahren die gute Wirksamkeit und Verträglichkeit von Kavain-Präparaten nachweisen können. D,L-Kavain-Präparate wurden auch synthetisiert. Ein entsprechendes Beispiel ist das Neuronika®, das sich bei Angst- und Spannungszuständen, Antriebsarmut, Dysphorie, Konzentrations- und Leistungsschwäche therapeutisch nutzen läßt. Bei entsprechenden Befindlichkeitsstörungen und Krankheitszuständen kann 1–3 × täglich 1 Kapsel verordnet werden. Studien zur Langzeitverträglichkeit fehlen noch.

Zur antidepressiven Behandlung werden Johanniskraut-Extrakte häufig angewandt. Über 50 Millionen definierte Tagesdosen wurden 1990 in Deutschland in dieser Indikation verordnet. In einer Dokumentation des Bundesgesundheitsamtes wird Hypericum als ein Mittel mit monoaminoxydasehemmender Wirkung beschrieben.

In ausreichender Dosierung haben sich Hypericum-Extrakte sowohl in placebokontrollierten Studien als auch im Vergleich mit klassischen Antidepressiva bei depressiven Verstimmungszuständen als therapeutisch wirksam erwiesen. Auf eine ausreichende Dosierung muß geachtet werden. Als Nebenwirkung ist vor allen Dingen eine Fotosensibilisierung bei hellhäutigen Personen möglich.

Wenn man sich auch der Grenzen der therapeutischen Effekte von pflanzlichen Psychopharmaka bewußt sein muß, so können diese doch mit Aussicht auf Erfolg besonders bei den Patienten genutzt werden, die eine ausgeprägte positive Erwartungshaltung gegenüber Phytopharmaka haben und die Behandlung mit klassischen Antidepressiva ablehnen. Zwar sind pflanzliche Psychopharmaka im allgemeinen gut verträglich, im Einzelfall kann es jedoch zu Nebenwirkungen kommen.

Alkoholische Extrakte sollten wegen der vor allem bei längerer Anwendung gegebenen Abhängigkeitsgefahr nur kurzfristig verordnet werden.

Tabelle 14 Pflanzliche Psychopharmaka

Firmen-bezeichnung	Antares® Antares®120	Ardeydystin® forte	Cefakava 150
Zusammen-setzung	Kava-Kava-Präparat	Kava-Kava-Präparat	Kava-Kava-Präparat
Indikations-schwerpunkte	Nervöse Angst-, Spannungs- und Unruhezustände	wie Antares®	wie Antares®
Tagesdosis	bis zu 3 x tägl. 1 Tabl.	1 – 2 x tägl. 1 Drag.	2 – 4 x tägl. 1 Filmtabl.
Mögliche Begleit-wirkungen	Selten allergische Hautreaktionen	wie Antares®	wie Antares®

Firmen-bezeichnung	Kavasedon®	Kavatino	Kavosporal® forte
Zusammen-setzung	Kava-Kava-Präparat	Kava-Kava-Präparat	Kava-Kava-Präparat
Indikations-schwerpunkte	wie Antares®	wie Antares®	wie Antares®
Tagesdosis	1 – 3 x tägl. 1 Kaps.	1 – 2 x tägl. 1 Kaps.	2 x l Kaps. zu den Mahlzeiten
Mögliche Begleit-wirkungen	wie Antares®	wie Antares®	initial ist leichte morgendl. Müdigkeit möglich

Tabelle 14 (Fortsetzung)

Firmen-bezeichnung	Laitan 100	Cesradyston® 200	Esbericum®
Zusammen-setzung	Kava-Kava-Präparat	Trockenextrakt aus Johannis-kraut (Herba Hyperici) 200 mg	Johanniskraut-Extrakt
Indikations-schwerpunkte	wie Antares®	psychovegeta-tive Störungen, depressive Ver-stimmungszu-stände, Angst und / oder nervöse Unruhe	wie Cesradyston®
Tagesdosis	3 × 1 Kaps.	2 [x] tägl. 1 – 2 Kaps.	1 – 2 × tägl. 1 – 2 Kaps.
Mögliche Begleit-wirkungen	sehr selten leichte Magen-Darm-Beschwerden oder allergische Hautreaktionen	Fotosensibili-sierung	Fotosensibili-sierung

Tabelle 14 (Fortsetzung)

Firmen-bezeichnung	Hyperforat® Hyperforat® Injektionslösung	Jarsin®	Kneipp Johanniskraut-Pflanzensaft N
Zusammen-setzung	Johanniskraut-Extrakt	Johanniskraut-Extrakt 100 mg	Johanniskraut-Extrakt
Indikations-schwerpunkte	Depressionen – bes. im Klimak-terium, Antriebs-mangel, Angst-zustände, nervöse Unruhe und Erschöpfung, Fönbeschwerden, Enuresis, Stottern, Migräne	psychovegeta-tive Störungen, depressive Verstimmungs-zustände, Angst und nervöse Unruhe	Nerventonikum
Tagesdosis	3 x tägl. 2 Drag. Injektionslösung: tägl. 1 – 2 ml i. m. oder langsam i. v. injizieren	3 x tägl. 1 Drag.	3 x tägl. 1 Eßl.
Mögliche Begleit-wirkungen	Fotosensibili-sierung der Haut	Fotosensibili-sierung	Fotosensibili-sierung

Tabelle 14 (Fortsetzung)

Firmen-bezeichnung	Kneipp® Pflanzendragees Johanniskraut	Lophakomp®-Hypericum	Neuroplant forte
Zusammen-setzung	Johanniskraut 300 mg	wäßriger Auszug aus Johanniskraut	Johanniskraut
Indikations-schwerpunkte	Nervinum	Depressionen, Angst u. Spannungszustände, vegetative Dystonie, nervöse Erschöpfung, klimakt. Beschwerden, Rekonvaleszenz, Enuresis nocturna, Wetterfühligkeit	wie Medismon®
Tagesdosis	3−4 x tägl. 1−2 Drag. vor den Mahlzeiten	2−3 x wöchentl. 2−4 mg i. m.	2 x tägl. 1 Kaps.
Mögliche Begleit-wirkungen	Fotosensibilisierung	Fotosensibilisierung	Fotosensibilisierung

Tabelle 14 (Fortsetzung)

Firmen- bezeichnung	Psychatrin®	Psychotonin forte	Psychotonin® M
Zusammen- setzung	Johanniskraut	Johanniskraut	alkohol. Dro- genauszug aus Johanniskraut
Indikations- schwerpunkte	depressive Ge- mütszustände, Angst, streß- bedingte Über- erregbarkeit, Wetterfühligkeit, diabetische und arterioskiero- tische Gemüts- verstimmung	depressive Verstimmungen, Belastungs- reaktionen	psychovegeta- tive Störungen, depressive Verstimmungs- zustände, Angst und nervöse Unruhe
Tagesdosis	3 × tägl. 20 Tropfen	vorm. 2, nachm. 1 Drag.	2–3 × 20 Tropfen
Mögliche Begleit- wirkungen	Fotosensibili- sierung	Fotosensibili- sierung	Fotosensibili- sierung

Firmen- bezeichnung	Rephahyval®	Turineurin®	Hewepsychon Duo
Zusammen- setzung	Johanniskraut	Johanniskraut	Kombination aus Kava-Kava und Johannis- kraut
Indikations- schwerpunkte	wie Psycho- tonin® M	wie Psycho- tonin® M	Depressionen, Melancholie, Migräne, vege- tative Dystonie klimakt. Beschwerden, Rekonvaleszenz, nervöse Erschöpfung
Tagesdosis	3 × tägl. 1–2 Filmtabl.	3 × tägl. 1–2 Kaps.	4–6 [x] tägl. 50 Tr.
Mögliche Begleit- wirkungen	wie Psycho- tonin® M	wie Psycho- tonin® M	Warnhinweis: Äthanol 39 % 39 Vol.%

Tabelle 14 (Fortsetzung)

Firmen-bezeichnung	Hyperforat® forte	Neurapas®	Sedariston®
Zusammen-setzung	Johanniskraut und Rauwolfia-Extrakt	Johanniskraut, Baldrian, Passionsblume, Lerchenspornwurzel, Eschscholzienkraut	Baldrian und Johanniskraut
Indikations-schwerpunkte	agitierte Depression, Erregungszustände, auch im Alter gesteigerte Reizbarkeit	reaktive, agitierte, larvierte Depression, Neurasthenie, Neuropathie, Organneurose	vegetative Dystonie, Unruhe, Einschlafstörungen, Magendruck, Schwindel, Herzbeklemmung
Tagesdosis	3 x tägl. 20 Tr. nach den Mahlzeiten	1–2 x tägl. 2 Filmtabl.	3 x tägl. 20 Tr.
Mögliche Begleit-wirkungen	Fotosensibilisierung, Müdigkeit, verstopfte Nase, Potenzstörungen	Fotosensibilisierung	Fotosensibilisierung

Firmen-bezeichnung	Sedariston® Konzentrat	Baldrian-Phyton®	Kneipp® Pflanzendragees
Zusammen-setzung	Johanniskraut und Baldrian	Baldrian	Baldrian Baldrianwurzel 200 mg
Indikations-schwerpunkte	Adjuvans bei Angstzuständen, nervöse Unruhe, Gereiztheit, Gespanntheit und dadurch verursachte Einschlafstörungen	nervöse Unruhe, Einschlafstörungen	Nervinum sedativum
Tagesdosis	2–3 Kaps.	1–3 x tägl. 2–3 Drag.	3 x tägl. 1–2 Drag.
Mögliche Begleit-wirkungen	Fotosensibilisierung	keine	keine

Tabelle 14 (Fortsetzung)

Firmen-bezeichnung	Nervipan®	Sedalint®	Valdispert®
Zusammen-setzung	Baldrian	Baldrian Baldrianwurzel-Trockenextrakt 220 mg	Baldrian
Indikations-schwerpunkte	Unruhe, Reizbar-keit und man-gelnde Konzen-trationsfähigkeit	Unruhezustände, nervös bedingte Einschlafstö-rungen	Unruhezustände nervös bedingte Einschlafstö-rungen
Tagesdosis	2 – 3 x tägl. 1 – 2 Kaps.	3 x tägl. 2 – 3 Filmtabl.	1 – 3 Drag. mehrmals tägl.
Mögliche Begleit-wirkungen	keine	keine	keine

Firmen-bezeichnung	Ardeysedon®	Euvegal®-Dragees N	Hovaletten® N
Zusammen-setzung	Baldrianwurzel-Trockenextrakt, Hopfenzapfen-Trockenextrakt	Baldrianwurzel-extrakt, Hopfen-Trockenextrakt	Baldrianwurzel-Trockenextrakt, Hopfenzapfen-Trockenextrakt
Indikations-schwerpunkte	Schlafstörungen, Nervosität, Erregung	wie Ardeysedon®	wie Ardeysedon®
Tagesdosis	2 – 3 Drag.	3 x tägl. 1 – 2 Drag.	Erw.: 3 x tägl. 2 – 3 Tabl.,: Kinder ab 3 J. 3 x tägl. 1 – 2 Tabl.
Mögliche Begleit-wirkungen	keine	keine	keine

Tabelle 14   (Fortsetzung)

Firmen-bezeichnung	Ivel® Schlaf-Drag.	Luvased®	Seda Kneipp®
Zusammen-setzung	Hopfenzapfen-extrakt, Baldrianwurzel-dickextrakt	Baldrianwurzel-extrakt, Hopfen-zapfenextrakt	Hopfenextrakt
Indikations-schwerpunkte	wie Ardeysedon®	wie Ardeysedon®	wie Ardeysedon®
Tagesdosis	1–2 Filmtabl. bei Schlafstörungen	1–2 Drag., zur Schlafförderung 2–4 Drag.	3 x tägl. 1–2 Drag., als Hypnotikum 2–3 Drag. abends
Mögliche Begleit-wirkungen	keine	keine	keine

Firmen-bezeichnung	Sensinerv® forte
Zusammen-setzung	Baldrianwurzel-Trockenextrakt, Hopfenzapfen-Trockenextrakt
Indikations-schwerpunkte	wie Ardeysedon®
Tagesdosis	1–2 x tägl. 2 Drag.
Mögliche Begleit-wirkungen	keine

Literatur

v. Baeyer, W.: Über Prinzipien der körperlichen Behandlung seelischer Störungen. Nervenarzt 30 (1959) 1

Bilz, R.: Trinker. Enke, Stuttgart 1959

Brenner, H., W. J. Rheuban: The catatonic dilemma. Amer. J. Psychiat. 135 (1978) 142–143

Bunney, B. S., A. A. Grace: Acute and chronic haloperidol treatment: Comparison of effects on nigral dopaminergic cell activity. Life Sci. 23 (1978) 1715–1728

Cade, J. F. J.: Lithium salts in treatment of psychotic excitement. Med. J. Aust. 2 (1949) 349

Cerletti, E., L. Bini: L'elettroshock. Arch. gen. Neurol. Psichiat. 19 (1938) 266

Crow, T. J.: The two-syndrome concept: Origin and current status. Schizophr. Bull. 11 (1985) 471–486

Degkwitz, R., O. Luxenburger: Das terminale extrapyramidale Insuffizienz- bzw. Defektsyndrom infolge chronischer Anwendung von Neurolepticis. Nervenarzt 36 (1965) 173

Delay, J., P. Deniker: 38 cas de psychoses traités par la cure prolongée et continuée de 4568 RP. Ann. med.-psychol. 110 (1952) 364

Delay, J.: Diskussionsbemerkung zum Beitrag von *H. Brill.* In Neuro-Psychopharmacology, Vol. I., S. 196. Elsevier, Amsterdam 1959

Fink, M.: Convulsive therapy: Theory and Practice. Raven Press, New York 1979

Flügel, F.: Neue klinische Beobachtungen zur Wirkung des Phenothiazinkörpers auf psychische Krankheitsbilder. Med. Klin. 48 (1953) 1027–1029

Flügel, F., D. Bente: Das akinetisch-abulische Syndrom und seine Bedeutung für die pharmakologisch-psychiatrische Forschung. Dtsch. med. Wschr. 81 (1956) 2071

Freyhan, F. A.: Psychomotilität, extrapyramidale Syndrome und Wirkungsweisen neuroleptischer Therapien. Nervenarzt 28 (1957) 504

Haase, H.-J.: Über Vorkommen und Deutung des psychomotorischen Parkinson-Syndroms bei Megaphen- bzw. Largactil-Dauerbehandlung. Nervenarzt 25 (1954) 492

Haddenbrock, S.: Hyperkinetische Dauersyndrome nach hochdosierter und Langstreckenbehandlung mit Neuroleptika. In *Kranz, H., K. Heinrich:* Begleitwirkungen und Mißerfolge der psychiatrischen Pharmakotherapie. Thieme, Stuttgart 1964

Heinrich, K.: Die gezielte Symptomprovokation mit monoaminoxydasehemmenden Substanzen in Diagnostik und Therapie schizophrener Psychosen. Nervenarzt 31 (1960) 507

Heinrich, K.: Die Symptomprovokation als Beispiel der thymoleptischen Einwirkung auf die Gestimmtheit. Arzneimittel-Forsch. (Drug. Res.) 16 (1966) 275

Heinrich, K.: Zur Bedeutung des postremissiven Erschöpfungssyndroms für die Rehabilitation Schizophrener. Nervenarzt 38 (1967) 487

Heinrich, K., I. Wegener, H.-J. Bender: Späte extrapyramidale Hyperkinesen bei neuroleptischer Langzeittherapie. Pharmakopsychiat. 1 (1968) 169

Heinrich, K., J. H. Kretschmar, Chr. Kretschmar: Vergleichende Untersuchungen über die Ergebnisse der Pharmakotherapie und der älteren somatischen Behandlungsverfahren bei endogenen Depressionen. Pharmakopsychiat. 3 (1970) 50

Heinrich, K., J. Tegeler: Dyskognitive, apathische und extrapyramidale Syndrome bei Langzeitneurolepsie. In *Hippius, H., H. E. Klein* (Hrsg.): Therapie mit Neuroleptika. Perimed, Erlangen 1983

Heinrich, K.: Nebenwirkungsgeleitete Pharmakotherapie in der Psychiatrie. Münch. med. Wschr. 133 (1988) 699–700

Heinrich, K., E. Lehmann: Fundamentals and results of controlled studies in neuroleptanxiolysis. Eur. J. Psychiat. 2 (1988) 96–102

Helmchen, H., H. Hippius, B. Müller-Oerlinghausen, E. Rüther: Arzneimittelüberwachung in der Psychiatrie. Nervenarzt 56 (1985) 12–18

Huber, G.: Chronische Schizophrenie. Synopsis klinischer und neuroradiologischer Untersuchungen an defektschizophrenen Anstaltspatienten. Hüthig, Heidelberg 1961

Janowsky, D. S., H. M. Davis, M. Khaled El Yousef, H. J. Sekerke: A cholinergic hypothesis of mania and depression. Lancet II/1 (1972) 632–635

Janssen, P. A. J.: Vergleichende pharmakologische Daten über sechs neue basische 4-Fluorobutyrophenon-Derivate. Haloperidol, Haloanison, Triperidol, Methylperidid, Haloperidid und Dipiperon. 1. und 2. Mitteilung. Arzneimittel-Forsch. (Drug Res.) 11 (1961) 819, 932

Janzarik, W.: Dynamische Grundkonstellationen in endogenen Psychosen. Springer, Berlin 1959

Janzarik, W.: Die Wirkungsebene der Pharmakotherapie im Aufbau depressiver Syndrome. Arzneimittel-Forsch. (Drug Res.) 14 (1964) 493

Janzarik, W.: Das Kontaktmangelparanoid des höheren Alters. In *Kranz, H., K. Heinrich:* Chronische endogene Psychosen. Thieme, Stuttgart 1973

Kielholz, P. (Hrsg.): Psychiatrische Pharmakotherapie in Klinik und Praxis. Huber, Bern 1971

Klieser, E.: Psychopharmakologische Differentialtherapie endogener Psychosen. Thieme, Stuttgart 1990

Kraepelin, E.: Über die Einwirkung einiger medikamentöser Stoffe auf die Dauer einfacher psychischer Vorgänge. Wundts philosoph. Studien 1 (1883) 73, 417

Kraepelin, E.: Über die Beeinflussung einfacher psychischer Vorgänge durch einige Arzneimittel. Fischer, Jena 1892

Kranz, H.: Das Thema des Wahns im Wandel der Zeit. Fortschr. Neurol. Psychiat. 23 (1955) 58

Kuhn, R.: Über die Behandlung depressiver Zustände mit einem Iminodibenzyl-Derivat (G 22355). Schweiz. med. Wschr. 87 (1957) 1135

Laborit, H., P. Huguenard: L'hibernation artificielle par moyens pharmacodynamiques et physiques. Presse méd. 59 (1951) 1329

Loomer, H. P., J. C. Saunders, N. S. Kline: Iproniazid, an amine oxidase inhibitor, as an example of a psychic energizer. Regional Research Conference of the American Psychiatric Association, April 1957 in Syracuse, N. Y. Congressional Record, 1957 (p. 1382)

Meduna, L. v.: Konvulsionstherapie bei Schizophrenie. Marhold, Halle 1937

Pflug, B., R. Tölle: Therapie endogener Depressionen durch Schlafentzug. Praktische und theoretische Konsequenzen. Nervenarzt 42 (1971) 117

Pletscher, A., K. F. Gey, P. Zeller: Monoaminoxydase-Hemmer. Chemie, Biochemie, Pharmakologie, Klinik. In *Jucker, E.:* Fortschr. Arzneim. Forsch. Vol. 2, Birkhäuser, Basel 1960

Sakel, M.: Neue Behandlungsmethode der Schizophrenie. Perles, Wien 1935

Schou, M.: Lithium in psychiatric therapy. Psychopharmacology 1 (1960) 65

Schulte, W.: Nichttraurigseinkönnen im Kern melancholischen Erlebens. Nervenarzt 32 (1961) 314

Strauß, W. H., E. Klieser: Cognitive disturbances as undesired side-effects in psychopharmacological therapy. Pharmacopsychiatry 23 (1990) 242–243

Sulser, R., Mobley, P. L.: Biochemical effects of antidepressants in animals. In *Hoffmeister, F., G. Stille:* Handbook of Experimental Pharmacology, Part I. Springer, Berlin 1980

Thiele, W.: Kursus der Psychopharmakotherapie, 2. Aufl. Werk-Verlag, Banaschewski, München-Gräfelfing 1976

Präparateverzeichnis

Sachverzeichnis